国家卫生健康委员会　国家心外介入质控中心
国家心血管病中心经外科途径心血管疾病介入技术培训基地　　教材

无放射线经皮介入治疗结构性心脏病

Percutaneous and Non-fluoroscopical（PAN）Procedure for Structure Heart Disease

U0197298

国家卫生健康委员会　国家心外介入质控中心
国家心血管病中心经外科途径心血管疾病介入技术培训基地　教材

无放射线经皮介入治疗结构性心脏病

Percutaneous and Non-fluoroscopical（PAN）Procedure for Structure Heart Disease

主　审　胡盛寿

主　编　潘湘斌

编　者　（按姓名汉语拼音排序）

陈　龙　刘　垚　欧阳文斌　潘湘斌

逄坤静　王首正　温　彬　谢涌泉

张大伟　张凤文　张　丽　张燕搏

张　喆　赵广智　邹孟轩

北京大学医学出版社

WU FANGSHEXIAN JINGPI JIERU ZHILIAO JIEGOUXING XINZANGBING

图书在版编目（CIP）数据

无放射线经皮介入治疗结构性心脏病/潘湘斌主编
. —北京：北京大学医学出版社，2018.8
ISBN 978-7-5659-1837-7

Ⅰ. ①无… Ⅱ. ①潘… Ⅲ. ①心脏病－介入性治疗
Ⅳ. ①R541.05

中国版本图书馆 CIP 数据核字（2018）第 166366 号

无放射线经皮介入治疗结构性心脏病

主　　编：潘湘斌
出版发行：北京大学医学出版社
地　　址：(100191) 北京市海淀区学院路 38 号　北京大学医学部院内
电　　话：发行部 010-82802230；图书邮购 010-82802495
网　　址：http://www.pumpress.com.cn
E - mail：booksale@bjmu.edu.cn
印　　刷：北京强华印刷厂
经　　销：新华书店
责任编辑：高　瑾　　责任校对：金彤文　　责任印制：李　啸
开　　本：787mm×1092mm　1/16　　印张：9.5　　字数：214 千字
版　　次：2018 年 8 月第 1 版　2018 年 8 月第 1 次印刷
书　　号：ISBN 978-7-5659-1837-7
定　　价：135.00 元

保护好医护人员，我们才
能帮助更多的患者！

序

  结构性心脏病是近年来心血管疾病领域提出的一个新概念，泛指一大类先天性或获得性的以心脏和大血管结构异常为主要表现的心血管疾病，如传统定义的先天性心脏病、心脏瓣膜疾病和心肌病等。结构性心脏病的治疗经历了漫长的探索过程，众多有识之士为这一领域的发展做出了卓越贡献，尤其是在介入治疗方面取得了突飞猛进的进展，使得这一领域成为当今心血管疾病领域的一大亮点。

  国家心血管病中心中国医学科学院阜外医院在国内率先创建了结构性心脏病诊疗中心，融合了阜外医院心血管内科、外科、放射科、麻醉科、超声科的专业人员和技术优势，开发出多项无放射线经皮介入技术，其中无放射线经皮介入技术治疗室间隔缺损、动脉导管未闭、肺动脉瓣狭窄、二尖瓣狭窄、主动脉弓缩窄、心房颤动等技术均为世界首次报道。无放射线经皮介入技术实现了"不开刀、不用放射线、不用气管插管"治疗心脏病，不但降低了患者的治疗风险，而且有利于医护人员在长时间的工作中保护自身健康。该技术更为婴幼儿、孕妇、骨髓移植患者、肾移植患者等对放射线和造影剂有应用禁忌，而且不适合外科手术的患者提供了治疗机会，具有广阔的临床应用前景。

  《无放射线经皮介入治疗结构性心脏病》由中国医学科学院阜外医院结构性心脏病诊疗中心的骨干成员编写而成，本书在团队于该领域的首部专著《单纯超声引导经皮介入治疗先天性心脏病》的基础上，增加了无放射线经皮介入技术治疗二尖瓣狭窄、主动脉瓣狭窄、主动脉弓缩窄以及心房颤动等内容。本书理论联系实际，突出实践操作，注重临床技术指导，不仅全面介绍了超声心动图引导方法，术中麻醉管理，各类结构性心脏病经皮介入治疗技巧和术后监护等方面的内容，更特别配有各手术方法的视频教学资料。这是团队宝贵经验的总结，也是开展这项技术不可多得的学习参考资料。

  结构性心脏病介入治疗是一个全新的学科领域，我们在这一领域已经取得令人瞩目的成绩。期望大家共同努力，继续创新，不断取得新的成果，为更多患者解除病痛！

胡盛寿

2018 年 7 月

前　言

结构性心脏病涵盖的人群广泛，是当今心血管疾病领域研究的热点。经过近年的快速发展，介入治疗已成为结构性心脏病患者治疗的主要手段，该领域正取得重大进展，多项技术逐渐走向成熟。

国家心血管病中心中国医学科学院阜外医院院长胡盛寿院士高瞻远瞩，于 2007 年在阜外医院组建了包含多学科的复合技术团队，随后成立了结构性心脏病诊疗中心，着力于发展结构性心脏病的介入治疗。结构性心脏病诊疗中心在充分磨合并获得丰富的临床经验后，以复合技术"博采众家之长"的理念推动无放射线经皮介入技术（percutaneous and non-fluroscopic procedure，PAN procedure）的发展。经过长时间的探索以及临床应用，目前能够安全、有效地完成单纯超声引导下经皮房间隔缺损封堵术、经皮室间隔缺损封堵术、经皮动脉导管未闭封堵术、经皮肺动脉瓣狭窄球囊成形术、经皮主动脉瓣狭窄球囊成形术、经皮二尖瓣狭窄球囊成形术、经皮左心耳封堵术、经皮主动脉支架植入术等，年手术量超过 1000 例，成功率达 97% 以上，未出现心脏穿孔、心脏压塞、瓣膜损伤、封堵器脱落等严重并发症。

无放射线经皮介入技术不但使患者免于开胸之苦，而且完全不需要使用放射线和造影剂，没有辐射损伤，没有过敏、肾功能损害等风险。该技术无需购买昂贵的大型放射线设备，以现有的普通超声机就能开展，不但节约医疗费用，而且安全可靠，非常适合基层医院开展。这项技术不仅给患者带来福音，也最大程度避免了医护人员的辐射损害。经常从事介入治疗的医护人员，每年累积辐射时间长达上千分钟，文献报道累积辐射损伤会大大增加肿瘤的发生率。更痛苦的是，医护人员必须身着沉重的铅衣为患者进行手术治疗，而无放射线经皮介入技术能将医护人员从沉重闷热的铅衣中解放出来，大大降低医护人员的劳动强度。

"保护患者，保护医生"的巨大优势赋予了无放射线经皮介入技术良好的临床应用前景。我们不仅将该技术应用于先天性心脏病的治疗，还进一步拓展应用到瓣膜疾病和继发于其他心脏疾病的结构矫治（如左心耳封堵）等，赋予该项技术新的生命。随着医疗材料的更新、技术的改进以及经验的积累，无放射线经皮介入技术必将绽放异彩。几年来，来自全国各地以及海外多个国家和地区的专家学者前来参观学习这项技术。为进一步推广这项技术，让更多的患者能够享受到技术更新和医学进步带给人类的福利，我们将这项技术的要点及经验汇编整理与各位专家同行交流，并在书中详细介绍了手术适应证、如何操控导管、如何选择器械以及测量"工作距离"等经验，请大家批评指正。希望大家摒弃学科偏见，共同改进和发展这项技术，使广大患者享受到更微创、更安全的治疗；也使广大医护人员能够更安全地工作，保护好自己，我们才能帮助更多的患者！

2018 年 7 月

目　录

第一章

概　论

　　结构性心脏病是指任何与心脏、大血管结构异常有关的疾病，其治疗理念涵盖通过矫正或改变心脏结构来治疗心脏病的技术。其常见病种主要包括①先天性心脏病（室间隔缺损、房间隔缺损、动脉导管未闭等），②瓣膜疾病（二尖瓣、三尖瓣、主动脉瓣、肺动脉瓣等病变），③心肌病（肥厚型心肌病、扩张型心肌病等），④并发于其他疾病的心脏结构异常（心肌梗死后室间隔穿孔、室壁瘤等）。

　　结构性心脏病严重威胁患者生命，而且涵盖从新生儿到高龄患者的广大人群，其中先天性心脏病是常见出生缺陷，如不及时治疗，不但严重影响生活质量，而且会出现肺动脉高压等致命并发症；另一方面，随着我国人民平均寿命的不断延长，退行性瓣膜疾病越来越严重地影响老年患者的生命。尽管传统的外科手术和心血管介入治疗广泛应用于临床，但两种方式存在各自的优势和缺陷。前者创伤大、恢复时间长，后者创伤小，但需要使用放射线，大部分患者需使用造影剂。随着对医源性损伤的不断重视，内、外科的争论随之而来，内科强调不开刀，外科强调无放射线，学科间的争议日益凸显。在科技高速发展的今天，争论是没有用的，只有推动技术的进步才能解决争议。能不能开展既不开刀又不用放射线的技术呢？多年前，我们就尝试在经食管超声引导下经皮封堵房间隔缺损，但是在喧嚣之后，却是曲高和寡，为什么这么好的技术没能普及呢？其原因在于技术难度太大，超声经常找不到导管，所以手术失败率高、并发症多，很多医生不得不退回用放射线引导，而且应用经食管超声必须气管插管，与放射线引导方式相比，反而大大增加患者的痛苦和负担。

　　为了推动技术的革新，阜外医院组建了包含多学科的复合技术团队，在充分磨合并获得丰富的临床经验后，以复合技术"博采众家之长"的理念利用超声引导来推动无放射线经皮介入技术（percutaneous and non-fluroscopic procedure，PAN procedure）的发展。目前已经能够安全、有效地在经胸超声引导下经皮介入治疗房间隔缺损、室间隔缺损、动脉导管未闭、主动脉瓣狭窄、二尖瓣狭窄、肺动脉瓣狭窄、主动脉弓缩窄及心房颤动等常见心脏病，目前共有八项技术查新为世界首次报道。单中心经验报道超声引导经皮介入治疗成功率达99%，而且经胸超声引导率达到95%以上，未出现心脏穿孔、心脏压塞、瓣膜损伤、即刻封堵器脱落等严重并发症，数千例的临床实践证明该技术安全有效，PAN procedure从最早只能治疗房间隔缺损发展到能够治疗多种疾病，完成了从单一技术到方法学的进步，更重要的是这是一种可持续的创新，我们不断地应用超声引导经皮的理念去攻克更多的疾病。在推广过程中，超声引导经皮介入技术也显示出操作难度大、学习曲线长的特点，主要是由于超声与放射线工作原理完全不一样——放射线是投影式的工作方式，放射线穿透三维的人体及器械后，立体的影像被叠加显示为二维图像，导管、导丝的位置及形态容易被探测并解读；而超声是对三维物体进行切面探测，并显示为二维图像，每次只能检查 1 个切面，三维超声虽然能显示空间结构，但仍是由二维平面叠加重建而成，往往不能清楚地显示导管和导丝的整体形态及位置，因而术者难以准确操纵导管和导丝到达病变位置。为了推动技术普及，我们根据数千例临床实践的经验，为不同的疾病发明设计了专用的器械，这些器械不但适合心脏结构，而且是专为超声引导设计的，能够大大降低学习曲线，让青年医师更快、更安全地开展这些技术。

我们对超声引导经皮介入技术的开展及推广有如下建议：①该技术需要一个经验丰富的团队。术者应该具有经皮介入治疗的经验，能够在放射线引导下完成常规经皮介入治疗；该技术应尽可能在外科手术室进行，以便团队能够在紧急情况下实施开胸心脏直视手术，最大限度地为患者提供安全保障。②标记工作距离。我们在术前先测量胸壁特定位置至外周血管穿刺点的距离，并由术者用手指测量法在导管上标记相应距离，当导管进入体内到达该距离后，即可旋转导管，方便超声探查导管的位置，并可防止导管插入过深，损伤心脏组织。③标记交换距离。在引导导管帮助导丝到达病变部位后，退出引导导管时，应标记该导管插入体内的深度，以此为依据判断输送鞘管或球囊导管应该插入的距离，因为每个患者的体型、病情各异，所以个体化地标记该距离非常重要，能够有效避免输送鞘管或球囊导管未送达病变位置即撤出导丝，或者插入太深损伤心脏组织的情况。④合理选用器械。由于超声每次只能检查单个切面，往往不能清楚地显示导管和导丝顶端所到达的位置，所以可以先送入超声引导导丝，由于该导丝头端可以缩放变大，超声很容易探测到导丝及导管的位置。对于通过三尖瓣进入右心室困难的病例可以选用超声专用的 S 型引导导管，或者右冠导管、眼镜蛇导管等特殊导管。对于动脉导管未闭、室间隔缺损等病例，应根据分流方向，适当裁剪猪尾导管头部，使其呈 $1/2 \sim 3/4$ 弧度，方便导丝通过病变位置。⑤选择合适的患者。没有一样的患者，所以没有不变的技术，我们在本书中介绍了多种途径治疗同一种疾病，每种方法都有各自的优势及缺点，例如动脉导管肺动脉侧直径 ≥ 5 mm 的患者更适于接受经股静脉封堵。漏斗状动脉导管肺动脉侧直径 < 5 mm 的患者更适于经股动脉进行封堵；室间隔缺损距动脉瓣距离 ≥ 2 mm 的患者适于接受经股动脉封堵，而 ≤ 2 mm 的患者更适于经颈静脉进行封堵。⑥循序渐进地开展超声引导经皮介入治疗，从操作难度的角度考虑，初学者应先开展房间隔缺损封堵术及动脉导管未闭封堵术，再开展肺动脉瓣球囊扩张术及左心耳封堵术，最后开展室间隔缺损封堵术、瓣膜成形术。在引导工具的使用上，应该先开展经食管超声引导，再开展经胸超声引导。由于经食管超声探头紧邻左心房后壁，心脏位于超声束的近场，所以经食管超声图像清晰。对于胸壁较薄的患者，经胸超声能够很好地显示心脏结构，并引导导丝和导管通过病变部位，但是对于胸壁较厚的患者，由于超声波穿透能力有限，经胸超声不能清晰显示心脏结构以及导丝、导管的位置，容易造成封堵术失败。

超声引导下经皮介入技术的常规开展不但使患者免于开胸之苦，而且完全不需要使用放射线及造影剂，没有辐射损伤，没有过敏、肾衰竭等风险。在探索过程中，我们克服技术困难，将经食管超声改为经胸超声，避免了全身麻醉气管插管，实现了"不开刀、无放射线、无气管插管"治疗结构性心脏病。除了给患者带来福音之外，这项技术也为医护人员带来了巨大的好处。经常从事介入治疗的医护人员，每年辐射时间长达上千分钟，文献报道累积辐射损伤会大大增加肿瘤的发生率。更痛苦的是，医护人员必须身着沉重的铅衣为患者进行手术治疗。在医护人员超负荷工作的今天，超声引导经皮介入技术能将医护人员从沉重闷热的铅衣中解放出来，大大降低医护人员的劳动强度，使我们在舒适的环境中为患者提供更好的服务。另一方面，这项技术只需一台普通的超声机就能救治患者，所以我们利用这项技术开展了门诊手术，患者无需住院，在门诊完成整个治疗过程，数小时后即可回家，大大节约了医疗费用，而且可以用手术室及导管室的宝贵资源来救治其他患者。更重要的是这项技术能在条件艰苦的发展中国家救治大量的患者，我们无需昂贵的数字剪影血管造影（DSA）设备，无需精良的手术室及导管室，一台超声机、一张床，就能给很多患者生的希望。

无论是在注重减小医源性损伤、追求质量的发达国家，还是在条件艰苦、有大量需要救治患者的发展中国家，超声引导经皮介入技术都得到了很好的应用，来自美国、俄罗斯、日本、意大利、乌克兰、土耳其、肯尼亚等全世界30余个国家和地区的同行们到阜外医院学习了如何开展这项技术，我们正在更多的国家挽救更多的生命。

虽然仍有一些专家认为使用放射线的传统技术更好，甚至认为放射线的危害"不足为虑"，但是他们仍会在进行治疗的时候穿上铅衣保护自己，而患者仍要暴露在放射线下。争论是没有意义的，因为技术的进步靠的是优势而不是争论，在接下来的章节中，我们将带您领略这项技术的魅力，并再次证明优胜劣汰的普遍规律：我们可以做到，我们希望帮助您也做到，但是世界不会因为谁做不到而停下脚步。"保护患者、保护医生、节约费用、适宜推广"的巨大优势赋予了超声引导经皮介入技术良好的临床应用前景，让我们一起帮助更多的人！

第二章

单纯超声引导经皮介入治疗结构性心脏病的麻醉管理

心血管疾病的单纯超声引导经皮介入治疗可以在符合感染控制要求的普通手术室、杂交手术室或者导管室内完成。对于不能配合或不能耐受的患者，需要实施镇静或全身麻醉使其对介入治疗中出现的不适和疼痛不敏感，或者暂时失去意识，以便于介入治疗的顺利进行。接受单纯超声引导经皮介入治疗的心血管疾病患者包括成人和儿童，麻醉医生应同时掌握成人和儿童的麻醉技术，才能为患者提供安全的麻醉管理。由于经皮介入治疗有时会转为微创外科治疗，甚至转为传统的外科开胸手术，因此心血管疾病的经皮介入治疗过程中，需要经验丰富的心脏专科麻醉医生实施麻醉管理。除麻醉学知识外，麻醉医生还应当熟悉心血管疾病的病理生理学知识和经皮介入治疗的操作流程。除帮助患者缓解不适和疼痛外，麻醉医生的主要职责还包括对患者的生命体征进行监测和维护。理想的麻醉管理是指，经皮介入治疗期间患者安全且舒适，各项生命体征平稳，治疗措施得以顺利进行，治疗结束后患者以最佳的状态被送往病房或术后监护室。

一、麻醉前准备

尽管与外科手术相比，单纯超声引导经皮介入治疗心血管疾病的技术优势明显，但它仍然是一种有潜在风险的有创治疗方法。为了把患者的围术期风险控制在最低水平，麻醉医生应当在实施麻醉之前完善准备工作。

（一）麻醉前访视

麻醉前对患者进行访视是必不可少的。其主要目的包括：与患者和家属建立相互信任的关系，评价患者在接受麻醉和介入治疗前的整体状况，与介入医生一起确定麻醉方案，签署相关医疗文件。

（1）心理准备是麻醉前准备的重要部分。若患者为成人，麻醉医生可直接与之交流，以消除其紧张和焦虑情绪；若患者为儿童，还应与家属充分沟通，以得到家属的信任与配合。对于拟在局部麻醉下接受介入治疗的患者，心理准备尤为重要。

（2）评价患者的整体状况。麻醉医生询问患者的病史，应重点了解患者的手术史、麻醉史和过敏史。了解伴发疾病（包括高血压、糖尿病、冠心病、心律失常等）的治疗情况。体格检查中除观察患者的全身状态外，应重点进行下列检查：心肺听诊、测量双侧上肢和下肢血压、评估有无困难气道。对于儿童患者，还应判断发育和智力情况。查阅相关辅助检查结果（包括心电图、X 线胸片、超声心动图等）、实验室检查结果（包括血气分析、血常规、生化检查、凝血功能、传染病等）和患者当前的药物使用情况，以综合评估患者的脏器功能。如果存在增加围术期风险的因素（例如上呼吸道感染，患者体温高于 38℃ 且血白细胞计数升高），应当先行处理，并推迟介入治疗。

（3）与介入医生协商确定麻醉方案。麻醉医生应在与介入医生充分沟通的基础上，根据介入治疗的具体方案、难易程度以及介入医生对麻醉管理的特殊需求，制订"个体化"的麻醉方案。

（4）对于术前严重贫血或存在大量出血风险的患者，应当提前准备红细胞、新鲜冷冻血浆或浓缩血小板，以便根据介入治疗中的情况随时取用。

（5）依据法律规定和医院要求，签署麻醉相关医疗文件。麻醉医生通常应向患者和家属介绍麻醉方式和相关风险。在患者和家属充分理解风险和获益并同意麻醉医生为其实施麻醉后，签署麻醉知情同意书。

（二）禁食和禁饮

所有拟接受单纯超声引导经皮介入治疗的心血管疾病患者，麻醉前都必须严格禁食和禁饮，以降低麻醉过程中的反流和误吸的风险。

（1）麻醉医生应根据患者的年龄来确定禁食和禁饮的时间。由于儿童患者代谢旺盛，体液丢失较快、易发生脱水和代谢性酸中毒，因此年龄越小，禁食和禁饮的时间应越短。麻醉医生应依据相关指南的推荐、本地医疗机构的常规以及患者的伴发疾病（例如糖尿病）来制订禁食和禁饮的具体方案。

（2）如果麻醉不能在预定的时间开始，成人和儿童患者均应通过口服或静脉补充适量的水、糖和电解质，以免发生严重的内环境紊乱。

（三）麻醉前用药

麻醉前用药的主要目的是缓解患者的紧张和焦虑情绪，抑制唾液腺和呼吸道黏液腺分泌，在某些疾病（例如心脏瓣膜狭窄）中，还可以减少肾上腺素分泌过多带来的不利影响，提高麻醉的安全性。

（1）麻醉前用药并无"常规方案"，是否用药、用药方式和剂量均"因人而异"。抗胆碱能药和镇静药是麻醉前常用的两类药物，给药途径包括肌内注射和静脉注射。抗胆碱能药阿托品（多用于婴幼儿患者）和苯二氮䓬类药咪达唑仑较为常用。

（2）年龄 1 周岁以下的婴儿或者存在用药禁忌的患者通常不给予麻醉前用药。

（四）麻醉监测（见图 2-1）和药品

麻醉医生应当依据麻醉方案和患者的具体情况来准备麻醉监测和药品，以保障介入治疗的顺利进行和患者的安全。价格昂贵的麻醉监测和药品本身并不能减少并发症

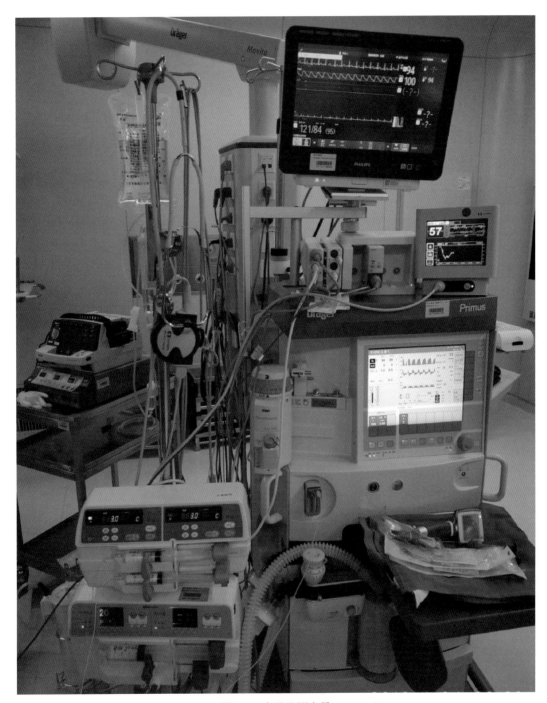

图 2-1 麻醉监测实景

的发生率，高水平的麻醉管理才是保证介入治疗期间患者安全的核心要素。因此，麻醉医生应当选择最适合的麻醉监测和药品，并在介入治疗中正确评估和维持患者的生命体征，力求做到在确保医疗安全的基础上降低医疗费用。另外，麻醉监测分为无创和有创两种，使用有创监测时要考虑其必要性和可能出现的并发症，在获益和风险之间权衡利弊。

（1）心电图、动脉血压和脉搏氧饱和度是所有单纯超声引导经皮介入治疗心血管疾病术中必须准备的基本监测。心电图可以反映术中血电解质、麻醉药物、血管活性药物和介入治疗装置等对患者心脏功能的影响，对发现心律失常、传导障碍和心肌缺血有很大帮助。动脉血压是判断器官和组织血供情况的基本监测，也能够反映心血管功能状态。动脉血压可通过间接无创测量或直接有创测量获得。对于大多数先天性心脏病封堵术患者，介入治疗中可使用无创血压监测。但对于瓣膜狭窄球囊扩张术患者，直接动脉内测压是首选的动脉血压监测方式。脉搏氧饱和度是连续且无创的，它是介入治疗中判断患者机体氧供情况的基本监测。麻醉期间，患者的脉搏氧饱和度不应低于95%。但是，脉搏氧饱和度不能反映组织利用氧的情况，所以必要时还应当进行血气分析检查。

（2）对于使用气管内插管或喉罩通气的全身麻醉患者，呼出气二氧化碳监测是连续且无创的，它以数字形式表示呼出气体的二氧化碳浓度（或分压），是麻醉中重要的通气监测方法。它可以提供肺血流情况的有用信息，可以间接反映患者血流动力学的变化。引起呼出气二氧化碳突然下降的常见原因包括：呼吸管道漏气或阻塞、肺通气或换气功能异常、心排血量降低。

（3）由于儿童的体温调节机制尚不健全，介入治疗中更易出现体温异常降低或升高。低体温可增加心肌耗氧量、诱发心律失常、影响凝血功能等，而高体温也可损伤脏器功能，特别是处于快速发育期的中枢神经系统功能。因此，对于持续时间较长的经皮介入治疗，尤其是对于体重较轻的婴幼儿，建议实施体温监测。中心温度监测可以选择测量鼻咽温度、直肠温度或膀胱温度。为了避免患者出现体温异常，应当依据体温监测结果，及时调整室温，同时也推荐使用可变温度的床垫。如果有条件或有必要，还可以通过调节静脉输注液体的温度和吸入气体的温度，来维持患者体温处于正常范围。另外，对于有潜在恶性高热风险的患者，必须准备温度监测。

（4）在条件允许的情况下，建议准备双频谱脑电图（BIS）监测。BIS监测是脑电图的一种衍生监测，可反映患者的意识状态和麻醉深度，能帮助麻醉医生更好地实施"快通道"麻醉，也有助于降低全身麻醉患者术中知晓的发生率。但是需要注意，BIS监测不能用来预测疼痛刺激引起的肢体活动。

（5）根据本地医疗机构的药品储备和麻醉医生的用药习惯来准备麻醉药，包括镇静药、镇痛药和肌松药等。由于经皮介入治疗心血管疾病中也可能会出现危及患者生命的并发症，因此麻醉医生必须提前备好急救药品，包括葡萄糖注射液、阿托品、肾上腺素、去甲肾上腺素、多巴胺、异丙肾上腺素、氯化钙或葡萄糖酸钙、碳酸氢钠、利多卡因、皮质类固醇、氨茶碱等。

二、麻醉管理

单纯超声引导经皮介入治疗心血管疾病麻醉管理的基本要求是，患者在围术期保持安静、无明显痛苦，同时呼吸、循环和内环境稳定。由于患者的配合程度不一、治疗持续的时间长短不等、患者对疼痛或不适的耐受程度不同、治疗中需要多学科医生（包括介入、超声和麻醉医生）协作，因此麻醉医生应根据患者的年龄、经皮介入治疗的复杂程度、患者对于疼痛的敏感性以及介入和超声医生的需求，"个体化"选择麻醉方式（见表 2-1）和使用麻醉药物（见表 2-2）。

表 2-1　推荐的麻醉方式（√）

术式	患者	局麻＋镇静	全身麻醉（自主呼吸）	全身麻醉（机械通气）
房间隔缺损封堵	成人	√	√	
	儿童	√	√	
室间隔缺损封堵	成人	√	√	
	儿童	√	√	
动脉导管未闭封堵	成人	√	√	
	儿童	√	√	
肺动脉瓣狭窄球囊扩张	成人	√	√	
	儿童	√	√	
二尖瓣狭窄球囊扩张	成人	√	√	
主动脉瓣狭窄球囊扩张	成人			√
左心耳封堵	成人			√
主动脉缩窄支架植入	成人			√

表 2-2　麻醉药物的剂量（仅供参考）

药物名称	麻醉诱导（静脉）	麻醉维持（静脉）
咪达唑仑	0.1 ～ 0.15 mg/kg	0.05 ～ 0.1 mg/（kg·h）
丙泊酚	1 ～ 2 mg/kg	2 ～ 5 mg/（kg·h）
氯胺酮	0.5 ～ 2 mg/kg	1 ～ 2 mg/（kg·h）
右美托咪定	0.5 ～ 1 μg/kg	0.2 ～ 1.4 μg/（kg·h）
七氟烷	3% ～ 4%	1% ～ 2%
芬太尼	0.5 ～ 8 μg/kg	0.5 ～ 5 μg/（kg·h）
舒芬太尼	0.1 ～ 1 μg/kg	0.1 ～ 0.5 μg/（kg·h）
顺式阿曲库铵	0.1 ～ 0.3 mg/kg	0.1 ～ 0.3 mg/（kg·h）

常用的麻醉方式包括"局麻＋镇静"和全身麻醉。"局麻＋镇静"是指在局部麻醉时联合应用一定剂量的镇静和镇痛药物，使患者可以耐受介入治疗期间的疼痛和不适，同时保留自主呼吸，必要时能够对介入、超声或麻醉医生的言语指令做出回应。全身麻醉既可以保留自主呼吸，也可以气管内插管机械通气。气管内插管的全身麻醉主要用于经胸超声探查不清，需要经食管超声进行引导的情况。由于机械通气会引起血流动力学改变，并且气管内插管全身麻醉的苏醒时间较长，所以在允许的情况下，通常优先选择保留自主呼吸的麻醉方式。

确定麻醉方式之后，麻醉医生应在对患者进行评估的基础上，依照不同的麻醉方式来选择麻醉药物。麻醉药物种类和剂量的选择应当基于本地医疗机构的用药规范和麻醉医生的自身经验。

（一）单纯超声引导经皮介入治疗先天性心脏病的麻醉管理

目前，可以在单纯超声引导下行经皮介入治疗的先天性心脏病，主要包括房间隔缺损、室间隔缺损和动脉导管未闭。其中，大多数先天性心脏病经皮介入治疗可在经胸超声引导下完成，首选"局麻＋镇静"或保留自主呼吸的全身麻醉。

（1）患者入室之后应首先完善基本监测，包括心电图、动脉血压和脉搏氧饱和度。并建立外周静脉通路，用于输注麻醉药物和补液。无创动脉血压监测和外周静脉通路应使用不同的肢体。对于"局麻＋镇静"的患者，根据患者对疼痛刺激的反应判断镇静深度即可。对于保留自主呼吸的全身麻醉患者，建议监测 BIS。

（2）麻醉诱导和维持阶段可供选择的药物有咪达唑仑、丙泊酚、氯胺酮、右美托咪定、七氟烷、芬太尼、舒芬太尼等。麻醉全程患者自主呼吸，面罩吸氧。在介入治疗中，对于不能耐受疼痛而出现肢体活动的儿童患者，增加右美托咪定或氯胺酮的剂量后可取得满意的效果，一般无需使用阿片类镇痛药。麻醉医生应根据介入治疗的进度选择停药时机。如无并发症，患者苏醒后可以直接返回病房。

（3）房间隔缺损的基本血流动力学特点是心房水平左向右分流。介入治疗通过股静脉或颈静脉将封堵装置送至缺损处并固定，来达到封闭缺损的目的。成功封堵房间隔缺损后，在血流动力学指标满意的情况下，应注意控制输液速度和输液量。如果输液过快过多，易造成左心室前负荷过重，出现急性心功能不全。

（4）室间隔缺损的基本血流动力学特点是心室水平左向右分流。介入治疗通过股动脉或颈静脉将封堵装置送至缺损处并固定，来达到封闭缺损的目的。单纯超声引导介入治疗室间隔缺损的技术要求高，治疗操作时间相对长，在保留自主呼吸的全身麻醉中，可以选择放置喉罩，以便于监测呼出气二氧化碳和使用挥发性麻醉药（如七氟烷）。经皮介入治疗室间隔缺损的操作中，导丝或导管刺激心内膜的情况时有发生，麻醉医生应密切关注患者心律变化。

（5）动脉导管未闭的基本血流动力学特点是动脉水平左向右分流。介入治疗通过股动脉或股静脉将封堵装置送入动脉导管，来阻断主动脉与肺动脉之间异常的血流。介入治疗中应分别测量上肢和下肢动脉血压，以便及时发现封堵装置阻塞主动脉的情况。测压部位可以选择右侧上肢和左侧下肢（介入医生通常在右侧下肢血管进行操作），无创或有创测量均可。封堵装置释放前，有时需要对患者实施控制性降压，可以使用硝普钠以 $0.6\,\mu g/$（$kg\cdot min$）的起始速度持续静脉输注，再根据患者的血压随时调整输注速度。控制性降压期间应密切注意心电图和脉搏氧饱和度的变化，它们能反映血压下降时心肌和外周组织血供的变化。

（二）单纯超声引导经皮介入治疗瓣膜疾病的麻醉管理

目前，可以在单纯超声引导下行经皮介入治疗的瓣膜疾病，主要包括肺动脉瓣狭窄、二尖瓣狭窄和主动脉瓣狭窄。大多数瓣膜狭窄的经皮介入治疗可以在经胸超声引导下完成，其中肺动脉瓣狭窄和二尖瓣狭窄球囊扩张首选"局麻＋镇静"或保留自主呼吸的全身麻醉，而主动脉瓣狭窄球囊扩张则首选机械通气全身麻醉。

（1）临床上，接受肺动脉瓣狭窄球囊扩张治疗的患者多为幼儿，而接受二尖瓣狭窄球囊扩张治疗的患者则多为成人。对于"局麻＋镇静"或保留自主呼吸的全身麻醉，麻醉监测和麻醉用药可参考"单纯超声引导经皮介入治疗先天性心脏病的麻醉管理"。

（2）使用球囊加压扩张狭窄的肺动脉瓣或二尖瓣时，会暂时阻断右心室至肺动脉或左心房至左心室的血流。此时，患者的血压和心率可能会出现较大波动，并且有可能出现脉搏氧饱和度的一过性下降。所以，建议使用有创动脉血压进行实时监测，并提前准备好血管活性药物。一旦患者的血压和心率出现明显异常，并且在球囊释压以后无恢复的趋势，应立即使用药物维持患者的血压和心率。另外，建议在球囊加压扩张前给予患者高浓度氧气吸入，以保证机体有充足的氧储备。

（3）使用球囊加压扩张狭窄的主动脉瓣之前，一般需要使用临时起搏器进行快速起搏，患者循环的波动往往会比较剧烈。所以，建议单纯超声引导经皮主动脉瓣球囊扩张术中使用阿片类镇痛药和肌松药进行全身麻醉，并通过气管内插管或喉罩进行机械通气。除了有创动脉血压连续监测，应提前建立中心静脉通路（一般为右侧颈内静脉），以便于起搏器导线的植入和急救药物的使用。

（三）单纯超声引导经皮左心耳封堵术和主动脉支架植入术的麻醉管理

目前，可以在单纯超声引导下进行的经皮介入治疗，还包括左心耳封堵术和主动脉支架植入术。单纯超声引导经皮左心耳封堵术和主动脉支架植入术的操作较复杂，对定位要求较高，常常使用经食管超声，为了保障治疗的顺利进行以及患者的安全，建议首选机械通气全身麻醉。

（1）在机械通气全身麻醉中，麻醉监测和麻醉用药可参考"单纯超声引导经皮介入治疗瓣膜疾病的麻醉管理"。

（2）左心耳封堵术主要用于心房颤动（房颤）患者血栓栓塞的预防。接受左心耳封堵术的患者在介入治疗中有可能会发生快速房颤，因此应重视心律监测，并提前准备好相应的抗心律失常药物。另外，左心耳封堵术患者还有可能同期行房间隔缺损封堵，这种情况下治疗持续时间可能较长，需要注意维持患者的内环境稳定。

（3）主动脉支架植入术主要用于治疗成人或青少年患者的主动脉缩窄。介入治疗中应分别测量上肢和下肢动脉血压，以便于即时判断支架植入后的效果。如果介入治疗中需要控制性降压，可参考"单纯超声引导经皮介入治疗先天性心脏病的麻醉管理"。

（四）感染控制和抗凝

实施单纯超声引导经皮介入治疗心血管疾病的麻醉管理时，围麻醉期感染控制和术中抗凝也属于麻醉医生的职责范围。麻醉医生应熟悉手术室内感染控制的具体措施，也应掌握术中抗凝方案。

（1）感染控制的质量可影响患者的预后，一旦发生院内感染，不但增加患者的医疗费用，甚至会危及患者的生命。介入治疗期间感染控制的主要方法是防止细菌侵入患者体内和预防性应用抗生素。防止细菌侵入患者体内的具体措施分别与患者、医生和手术室环境相关，应依据本地医疗机构的规定执行。抗生素的选择和预防性使用也应依据当地医疗机构的规定执行，阜外医院预防性使用抗生素的方案仅供参考（见表2-3）。

（2）介入治疗期间通常使用肝素来抗凝。在介入医生血管穿刺成功后，通过静脉给予肝素 80 ～ 100 U/kg（动脉导管未闭封堵术除外）。由于个体差异较大，可以在给予肝素 5 min 后，通过检测活化凝血时间（ACT）来判断肝素的抗凝效果。介入治疗中 ACT 建议维持在 200 s 以上，当 ACT 不足 200 s 时，应当追加适量肝素。介入治疗结束后，多数患者无需中和肝素，部分患者穿刺部位止血困难，可通过静脉输注鱼精蛋白来快速拮抗肝素的作用。需要注意，某些患者有可能出现鱼精蛋白过敏反应，麻醉医生应熟悉鱼精蛋白过敏反应的处理措施。

（五）单纯超声引导经皮介入治疗结束后的疼痛管理

单纯超声引导经皮介入治疗心血管疾病结束以后早期，麻醉医生应当根据患者对于不适或疼痛的耐受情况，给予恰当的镇静和镇痛治疗。其目的是缓解患者的不适或疼痛，并防止由于患者肢体过度活动造成穿刺部位出血或封堵装置脱落。

（1）成人患者单纯超声引导经皮介入治疗后通常无需镇痛治疗，但必要时可给予镇静治疗。

（2）对于不能配合的幼儿患者，单纯超声引导经皮介入治疗后可给予镇静和镇痛治疗。可持续静脉输注下列药物（剂量仅供参考）：右美托咪定 0.2 ～ 0.4 μg/（kg·h），舒芬太尼 0.02 ～ 0.04 μg/（kg·h）。

表 2-3　预防性使用抗生素（仅供参考）

体质	抗生素	成人	儿童	给药时机
标准	头孢呋辛	1.5 g	25 mg/kg	术前 30 ～ 60 min
过敏	克林霉素	0.6 g	10 mg/kg	术前 30 ～ 60 min

（3）在实施镇静和镇痛治疗期间，应对患者的心率、动脉血压和脉搏氧饱和度进行监测。

（六）麻醉管理中的特殊情况和麻醉并发症的处理

麻醉医生应当有能力应对单纯超声引导经皮介入治疗心血管疾病麻醉管理中的各种特殊情况，并有能力处理麻醉相关并发症。

（1）心血管疾病的经皮介入治疗有时会转为微创外科治疗，甚至转为传统的开胸手术。当这种情况出现时，麻醉医生应在不同的麻醉方式之间"平稳"转换，可根据需要迅速建立有创动脉血压监测和深静脉通路，并根据变化后的麻醉方式调整麻醉药物和剂量，以保障患者生命体征平稳和治疗顺利进行。

（2）少数体型肥胖或存在伴发疾病（例如肺气肿、胸廓畸形）的病例中，由于经胸心脏超声探查效果不佳，超声医生会在介入治疗中临时决定实施经食管心脏超声引导。当这种情况出现时，麻醉医生可实施气管内插管机械通气，然后再插入经食管超声探头。

（3）恶性高热是最严重的麻醉并发症之一。对于有发生恶性高热潜在风险的患者，介入治疗中应尽量避免使用挥发性麻醉药和去极化肌松药，并密切监测体温和呼出气二氧化碳。一旦考虑患者出现恶性高热，应立即启动经本地医疗机构认可的急救流程。

三、介入治疗并发症及处理

麻醉医生不仅要对麻醉本身的风险进行预防和处理，还应积极参与单纯超声引导经皮介入治疗心血管疾病相关并发症的处理。尽管介入治疗的并发症大多数是自限性的，但是建议每例单纯超声引导经皮介入治疗都有心脏外科医生处于待命状态，以便于及时处理严重的并发症。麻醉医生还应当了解与护理相关的并发症，如肢体压伤、神经损伤、角膜损伤等。

（一）心律失常

导丝或导管直接刺激心内膜可引起房性或室性心律失常。单个的房性或室性早搏无需处理，介入治疗可继续进行。但如果出现多源性室性早搏、室性心动过速、三度房室传导阻滞等，则必须立即提醒介入医生停止操作。解除机械刺激的同时，应密切观察心律、血压和呼吸情况，并吸入高浓度氧气，以保障机体氧供。一旦出现心室颤动或心搏骤停，应立即实施心肺复苏。需要注意，如果在先天性心脏病介入封堵治疗结束后出现严重的室性心律失常，应立即行心脏超声检查，以排除封堵装置脱落。

（二）心脏瓣膜反流

瓣膜狭窄球囊扩张治疗后出现的微量反流，无需特殊处理。因导丝或导管通过心脏瓣膜引起的急性反流，导丝或导管撤出后可自行消失。如果先天性心脏病封堵装置打开后影响瓣膜功能，出现瓣膜反流，则应更换其他型号的封堵装置。无法解决时应放弃介入治疗，转为微创外科治疗或传统的开胸手术。

（三）低血压

应首先明确引起低血压的原因，再针对不同的病因进行处理。如果低血压因心律失常引起，通过纠正心律失常可使血压恢复正常。对于婴幼儿患者，如果禁食和禁饮时间过长，在介入治疗开始前就会表现为低血压，可通过静脉补液进行纠正。如果介入治疗持续时间过长，导管末端和穿刺点缓慢的血液外渗也可能会造成婴幼儿患者血容量不足，引起低血压。如果出现严重贫血，可进行成分输血。极少数情况下，介入操作可能会导致血管破裂或心脏穿孔，继而出现严重的低血压，此时应立即进行对症处理并联系外科医生。

（四）心功能不全

对于术前心脏功能处于代偿边缘状态的患者，介入治疗中精神过度紧张、心律失常、输液过快过多、球囊充盈阻塞血流，均有可能诱发急性心功能不全。治疗措施包括去除诱因、镇静、强心、利尿和扩血管。

（五）缺氧发作

肺动脉瓣狭窄的患者可能会伴有不同程度的右心室流出道狭窄，在导丝或导管通过右心室流出道时，如果诱发痉挛，会出现缺氧发作。主要表现为呼出气二氧化碳、氧饱和度和动脉血压快速下降，如不及时治疗可危及患者生命。对有缺氧发作病史的患者，麻醉管理中应避免心率过快或血压过低，以预防缺氧发作。一旦出现缺氧发作，应吸入高浓度氧气，维持麻醉深度，心率过快者应降低心率，血压过低者应提高血压，心功能不全者给予强心治疗。

（六）咽部和食管损伤

与介入治疗时使用经食管心脏超声相关。经食管超声探头插入困难时，如果多次反复试插，或者用力过猛，有可能造成咽部损伤。经食管超声探头频繁移动产生的机械刺激以及长时间使用后探头温度升高，有可能造成食管损伤。

（七）血栓形成

极少数情况下，单纯超声引导经皮介入治疗心血管疾病术中或术后可能会出现血管内血栓形成，通常与术前患者自身存在高危因素、术后穿刺点压迫力度过大或时间过长有关。如果发现血管内血栓形成，可以实施抗凝或溶栓治疗，情况严重时应联系外科医生处理。

第三章

超声心动图在结构性心脏病经皮介入治疗中的应用

第一节　总　论

一、概述

二维超声心动图（two-dimensional echocardiography，2D echo）主要原理是通过超声波从任意位点及角度扫描心脏，对心脏任意断面进行二维成像。二维超声技术是目前唯一一门实现实时显像的心脏成像影像技术，同时由于其无创、操作简便、价廉等优点，已经成为目前临床上诊断心脏疾病的一线诊断工具。随着二维超声仪器的图像分辨率日益提高，目前超声心动图技术能够清晰显示 2 mm 的房、室间隔连续性中断。

多普勒超声心动图（doppler echocardiography）分为脉冲多普勒超声心动图、连续波多普勒超声心动图、彩色多普勒超声心动图。脉冲多普勒超声心动图指在二维图像监视定位下，利用多普勒原理，实时以频谱的方式显示此点的血流速度、方向。连续波多普勒超声心动图指连续发射脉冲波，可以测量取样线上的任意高速血流。彩色多普勒血流显像指将血流显色重叠于黑白的二维或 M 型超声心动图上，可更直观地显示结构异常与血流动力学异常之间的关系。

二、经胸超声心动图（transthoracic echocardiography，TTE）

超声心动图探查心脏必须避开胸骨和肺组织。常用的探查部位和切面：

1. 胸骨旁区

（1）胸骨旁长轴切面（见图 3-1）：该切面可显示左心室长轴、左心室流出道、左心房、主动脉瓣、室间隔及二尖瓣，是最常用的心脏断面。在此切面上于二尖瓣腱索水平取 M 型可定量测量左心室各项参数数值并计算射血分数。

（2）胸骨旁短轴切面（见图 3-2，图 3-3）：自心底向心尖扫查，可依次显示不同水平的心脏短轴切面：围绕主动脉根部大动脉短轴，左心室二尖瓣水平、乳头肌水平及心尖水平短轴切面等。

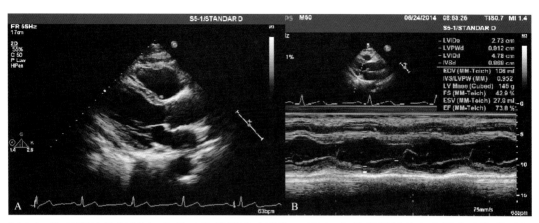

图 3-1 胸骨旁长轴切面（**A**）及二尖瓣腱索水平取 M 型（**B**）定量测量左心室舒张末期前后径（LVIDd）、室间隔厚度（IVSd）、左心室后壁厚度（LVPWd）、左心室收缩末期前后径（LVDs）、左心室短轴缩短率（FS）及左心室射血分数（LVEF）

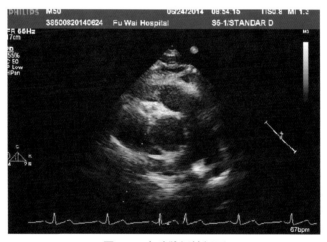

图 3-2 大动脉短轴切面

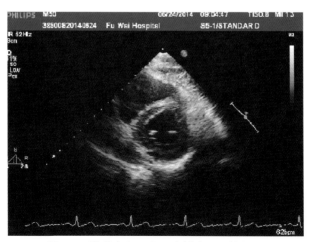

图 3-3 胸骨旁左心室二尖瓣水平短轴切面

2. 心尖区　分别包括四腔心切面（见图 3-4）、五腔心切面、两腔心切面，是一组观察双心室腔比例、双心室流入道、房室瓣部位及形态的最佳切面。

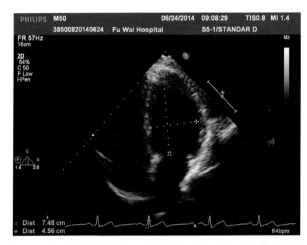

图 3-4　心尖四腔心切面，二维测量左心室左右径、上下径

3. 剑突下区　对常规超声心动图检查起辅助作用，尤其是对于胸骨旁声窗条件差的患者。可以观察内脏与心脏的位置关系，腔静脉与心房的连接关系。可清晰显示上、下腔静脉及其与心房的连接关系。尤其剑下双心房切面是观察房间隔的最佳切面，对于胸骨旁无法清晰显示的房间隔结构，此切面可获得满意图像。

4. 胸骨上区　探头置于胸骨上窝，长轴显示主动脉弓及分支、右肺动脉段横断面，在此切面可显示动脉导管长轴图像，是引导动脉导管封堵的重要切面。

三、经食管超声心动图（transesophageal echocardiography，TEE）

经胸超声心动图（transthoracic echocardiography，TTE）由于受到胸廓畸形、肺气肿、肥胖等声窗条件限制，对部分患者无法进行准确诊断。由于食管与心脏毗邻，将超声探头置于食管内向心脏扫查可避免胸骨及肺气干扰而获得更为清晰的心内结构显像。TEE 对心脏结构显示的优势部位与 TTE 不同，对房间隔、左心耳及二尖瓣、主动脉瓣结构的显示明显优于 TTE，但主动脉弓及肺动脉分叉以远、动脉导管等结构为其扫查盲区。

（一）TEE 检查方法

将探头置入食管内属于有创检查，需要在配备有相应抢救设施的条件下进行，TEE 探查心腔结构的基本位置是将探头置于食管中下段、左心房水平，通过上下调整探头位置可获得 TEE 检查的绝大部分切面图像。食管探头插入容易损伤黏膜层和黏膜下层，置入探头时操作需轻柔，遇阻力时应调节方向，试探性进入，不可强行插入探头。

（二）常用的 TEE 切面（图 3-5）

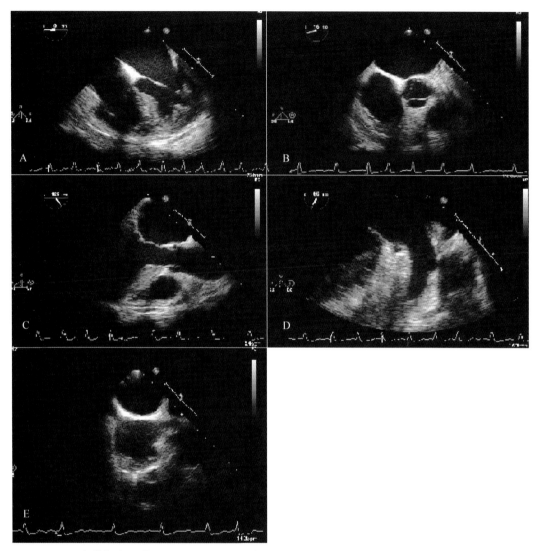

图 3-5 **A**.经食管超声 0° 位置，四腔心切面，清晰显示左心房室、右心房室、两组房室瓣及后间隔。**B**.经食管超声 16° 位置，主动脉短轴切面，显示房间隔、主动脉、三尖瓣、右心室流出道，是观察房间隔缺损与主动脉根部关系的重要切面。**C**.经食管超声接近 120° 位置，左心室流出道及主动脉长轴切面，显示左心室流出道、主动脉瓣及升主动脉结构，是观察室间隔缺损与主动脉瓣的重要切面。**D**.接近 60° 位置，显示左心耳结构。**E**.经食管超声接近 90° 位置，双房切面，完整显示房间隔，是引导房间隔缺损封堵手术的另一个重要切面

四、超声心动图在结构性心脏病介入治疗中的价值

自介入治疗术开展至今，超声心动图一直是不可或缺的重要监测工具。介入治疗术对于适应证的选择范围具有严格要求，只有超声心动图能够准确评估结构性心脏病缺损

的大小、与周围组织的关系等必要信息，为临床决策提供充分依据。术前评估患者的心功能情况、肺动脉压力等相关信息可预估患者手术的风险和预后情况，这些信息单纯依赖放射造影均无法完全准确获得。通过互相配合，运用经胸超声进行介入治疗的引导与监测可以最大程度地减少放射线使用剂量，避免放射损伤。已报道的介入术后并发症包括心包积液、瓣膜受到封堵器磨损而发生穿孔、心房壁破损等，虽然发生率低但均具有严重的临床后果。因此在术后一定时间内运用超声心动图检查保持密切随访是保证患者安全的必要条件。

第二节　超声心动图在房间隔缺损经皮介入治疗中的应用

一、超声心动图术前诊断及病例筛选

房间隔缺损病例中，超声心动图显示右心增大，大动脉短轴切面上可清楚显示房间隔中部回声脱失，观察主动脉侧及房顶部的缺损残端；胸骨旁四腔心切面可同样证实心房间的血流交通，测量缺损大小、与房室瓣环（二、三尖瓣环）间的距离；剑突下双房切面可显示缺损与上、下腔静脉距离。以上切面彩色血流显像（color Doppler flow image，CDFI）均提示心房水平左向右分流。同时需多切面检查肺静脉回流左心房情况，除外合并肺静脉异位引流。符合上述条件的即可明确诊断房间隔缺损（atrial septal defect，ASD）。

采用不同方式的房间隔缺损封堵术，病例入选标准仅年龄、体重略有差别，对缺损结构的要求与传统放射线引导的封堵术一致。

超声入选标准为：缺损直径≥5 mm，伴右心容量负荷增加的中央型房间隔缺损；缺损边缘至冠状静脉窦，上、下腔静脉及肺静脉的距离≥5 mm，至房室瓣≥7 mm。

超声排除标准为：原发孔型ASD及静脉窦型ASD，心内膜炎及出血性疾患，封堵器安置处有血栓存在，导管插入处有静脉血栓形成，严重肺动脉高压导致右向左分流，伴有与ASD无关的严重心肌疾患或瓣膜疾病，左心房或左心耳血栓，部分或全部肺静脉异位引流。

二、超声心动图监测房间隔缺损封堵术

经胸超声引导经皮ASD封堵术操作方法：首先于胸骨旁多切面观察房间隔缺损位置及大小，再次确定适应证（图3-6）。穿刺开始，将探头置于剑突下位置显示下腔静脉，观察导管走行于下腔静脉并进入右心房（图3-7A）。随后，在胸骨旁四腔心切面，观察导管位置，引导其穿过ASD（图3-7B），在胸骨旁大动脉短轴切面全程监测输送鞘穿过ASD（图3-8A），将封堵器置入输送鞘并进入右心房，释放封堵器左

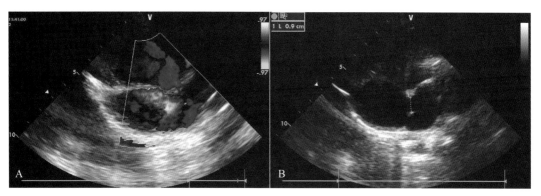

图 3-6 在胸骨旁四腔心切面彩色多普勒显示心房水平左向右分流（**A**），测量房间隔缺损内径 9 mm（**B**）

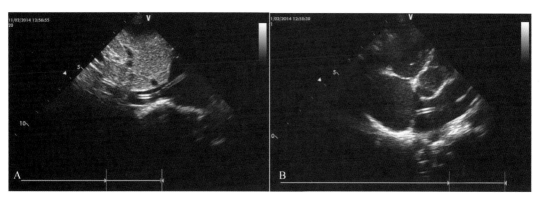

图 3-7 剑突下切面显示下腔静脉，导管（强回声）经下腔静脉进入右心房（**A**）；胸骨旁四腔心切面显示导管（强回声）经过房间隔缺损从右心房进入左心房（**B**）

心房面（图 3-8B），将左心房伞面拉回至房间隔后释放右心房面（图 3-8C）。多切面观察，判断封堵器位置是否正确，是否释放充分，与二、三尖瓣有无触碰，瓣膜功能有无影响，封堵器周围边缘是否夹紧牢靠无裂隙（图 3-8D）。彩色多普勒应显示无残余分流。注意冠状静脉窦及肺静脉血流有无受压。排除上述问题后，在胸骨旁四腔心切面，指导输送器释放，最后再次观察封堵器位置、形态、周围结构，确定封堵成功（图 3-9A、B）。

但经胸超声受到声窗条件的限制，对部分病例无法清晰显示心腔内结构，包括肥胖、桶状胸、胸骨畸形等。此外，经胸超声图像质量及显示范围不如经食管超声。对于疑难 ASD 患者，如 ASD 边缘不理想，较大 ASD，或 ASD 距离上、下腔静脉较近的患者，经食管超声引导更为安全。

经食管超声引导时需要观察监测的内容与经胸超声一致。超声医师需要灵活运用经食管超声任意切面显示心房内结构，常用角度包括：0°测量术前缺损到二、三尖瓣的距离，术后观察与二、三尖瓣有无触碰；45°～60°短轴切面显示主动脉侧残端及对侧心房顶部残端，术后观察封堵器是否"环抱"而非挤压主动脉；120°双房切

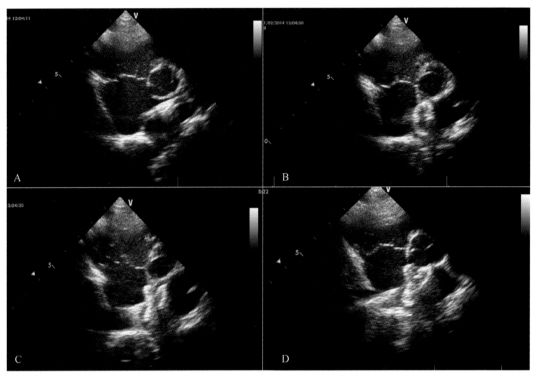

图 3-8 胸骨旁大动脉短轴切面显示输送鞘（双管强回声）自右心房经过房间隔缺损进入左心房（**A**）；同一切面显示封堵器的左心房面释放，位置形态正常（**B**）；封堵器的右心房面也完全释放，封堵器位置、形态正常，夹紧主动脉侧及房顶部残端（**C**）；封堵器完全释放后，胸骨旁大动脉短轴切面观察封堵器与周边结构关系，"环抱"而非挤压主动脉瓣环根部，并且远离二、三尖瓣瓣叶（**D**）

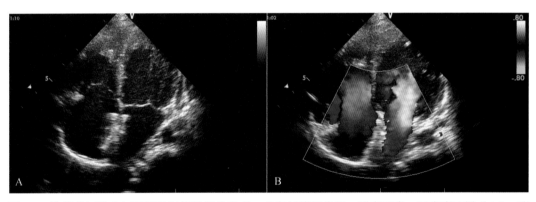

图 3-9 胸骨旁四腔心切面显示封堵器释放完成，观察封堵器位置、形态正常，远离房室瓣（**A**）；彩色多普勒显示心房水平分流消失，舒张期二、三尖瓣瓣叶开放正常，收缩期未见明显反流，确定封堵成功（**B**）

面观察术前缺损距离上、下腔静脉的长度，术后封堵器是否密切贴合腔静脉残端。总之，需要灵活运用经食管超声任意切面显示房间隔缺损及封堵器与心房内结构的关系。

三、超声心动图对房间隔缺损封堵术后随访及并发症提示

封堵术后早期需密切进行超声心动图随访，主要观察点：

（1）通过二维超声心动图检查封堵伞位置、形态：在大动脉短轴切面及胸骨旁四腔心切面观察封堵伞左心房、右心房面是否仍夹住房间隔，伞面是否贴合紧密、位置牢固，有无脱落，有无移位；彩色血流显像提示心房水平分流消失。

（2）心包腔情况：有无心包积液及其程度。

（3）右心房、室内径大小恢复情况。

第三节　超声心动图在肺动脉瓣狭窄经皮球囊扩张治疗中的应用

一、肺动脉瓣狭窄的术前超声诊断

1. M 型超声　显示肺动脉瓣活动曲线 a 波加深（＞4 mm），开放时间延长；右心室壁增厚。

2. 二维超声（图 3-10）

（1）胸骨旁右心室流出道长轴切面：显示右心室壁增厚，右心室腔大小，肺动脉瓣增厚，开放受限。

（2）胸骨旁大动脉短轴切面：可以显示主动脉瓣、右心室流出道、肺动脉瓣、肺动脉结构。此切面显示肺动脉瓣增厚，回声增强；瓣叶开放受限，呈圆顶征；肺动脉瓣短小，收缩期运动不明显；肺动脉瓣环正常或偏小，而主肺动脉扩张；继发改变为右心室壁肥厚。提高一个肋间尝试显示肺动脉瓣短轴，表现为肺动脉瓣增厚，显示瓣叶的数目为三叶或二瓣、单瓣畸形，亦可显示流出道是否存在肌性肥厚狭窄。

（3）剑突下右心室流出道长轴切面：可显示右心室流出道，肺动脉瓣，主肺动脉及左、右肺动脉。

（4）四腔心切面：显示右心房、室扩大，肌小梁增粗、肥大，甚至心腔缩小。

3. 多普勒超声（图 3-11）

（1）彩色多普勒超声显示肺动脉瓣口血流变细，呈明亮五彩镶嵌状，肺动脉内呈湍流状折返向瓣口；同时显示右心室流出道血流是否加速。

（2）频谱多普勒：定点测量右心室流出道流速是否增加。脉冲多普勒显示肺动脉瓣下为低速、负向、层流频谱。

（3）连续多普勒（CW）：探测肺动脉瓣口的高速射流，测定峰值流速，计算跨肺动脉瓣压差。

（4）估测肺动脉瓣狭窄程度：肺动脉瓣跨瓣压差 ≥ 20 mmHg，即考虑肺动脉瓣轻度

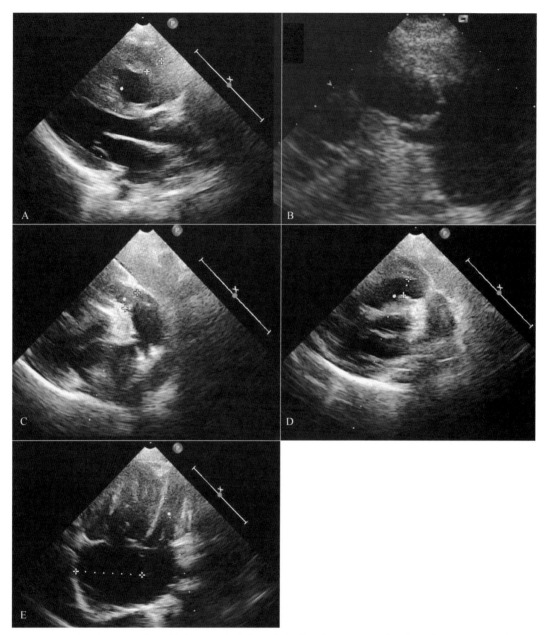

图 3-10 胸骨旁左心室长轴二维图像显示患者右心室壁明显增厚（**A**）；胸骨旁短轴切面显示肺动脉瓣增厚，瓣叶开放受限，呈圆顶征（**B**）；同上切面测量肺动脉瓣环直径（**C**）；胸骨旁大动脉短轴切面观察右心室流出道肥厚肌束，测量内径（**D**）；心尖四腔心切面显示右心房明显扩大，房间隔向左偏移，右心室壁明显增厚，流入腔轻度增大（**E**）

狭窄；压差 ≥ 40 mmHg 即有临床治疗意义。单纯肺动脉瓣狭窄的患者三尖瓣反流压差越大，也提示肺动脉瓣狭窄越重。

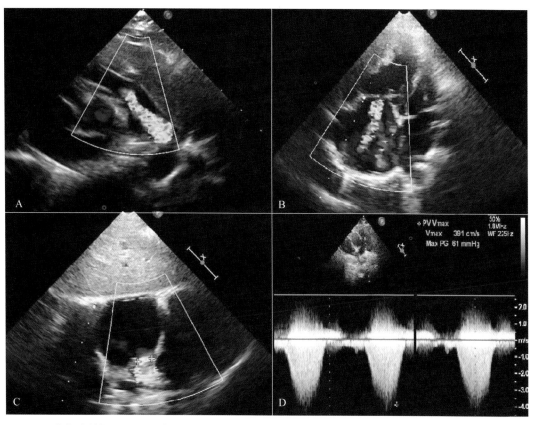

图 3-11 彩色多普勒显示肺动脉瓣口呈射流状，为湍流（**A**）；三尖瓣明显反流（**B**）；剑下切面显示卵圆孔开放，心房水平右向左持续分流或双向分流（**C**）；连续多普勒提示肺动脉瓣口频谱为高速，呈类抛物线型（**D**）

二、肺动脉瓣狭窄球囊扩张术前超声筛选病例要点

一般针对年龄在 3 岁以上的肺动脉瓣狭窄患者进行超声筛选。

超声入选标准：单纯肺动脉瓣狭窄，肺动脉瓣跨瓣压差 ≥ 40 mmHg。

超声排除标准：肺动脉瓣下漏斗部狭窄，右心室双腔心，肺动脉瓣狭窄伴先天性瓣下狭窄，肺动脉瓣狭窄伴瓣上狭窄，重度发育不良型肺动脉瓣狭窄，合并需要外科手术处理的疾病。

三、肺动脉瓣狭窄球囊扩张术中超声引导及监测

超声的准确定位可提高扩张的成功率，减少由于球囊位置过低引起的右心室流出道痉挛，减少并发症。

（一）经食管超声（TEE）引导及监测球囊扩张术

食管中段 40°左右显示右心室流出道及肺动脉瓣，监测球囊导管的位置，正好置于

肺动脉瓣环处，即球囊中部置于肺动脉口，在 TEE 监测下充盈球囊，扩张肺动脉瓣，依次扩张多次，必要时还可选取大一号球囊；观察每次扩张后心率、血压变化，评估肺动脉口的过血情况，肺动脉压差变化，是否出现肺动脉瓣反流，三尖瓣反流量及反流压差，评估右心室收缩压下降情况（图 3-12）。术中观察有无心包积液。扩张过程中是否存在右心室流出道激惹、流出道痉挛。一般认为肺动脉瓣跨瓣压差低于 36 mmHg 为扩张成功（图 3-12，图 3-13）。

（二）经胸超声引导及监测球囊

经胸超声引导经皮穿刺球囊导管路径，依次通过下腔静脉-右心房-三尖瓣口-右心室-右心室流出道-肺动脉口-肺动脉。常规使用胸骨旁大动脉短轴切面或右心室流出道切面，观察指标与经食管超声引导时一致。

四、肺动脉瓣狭窄球囊扩张术后超声随访

介入术后 24 小时、3 天、1 个月、3 个月、6 个月、1 年及长期超声随访。重点评价肺动脉瓣跨瓣压差及反流量、三尖瓣反流、右心大小及功能变化。

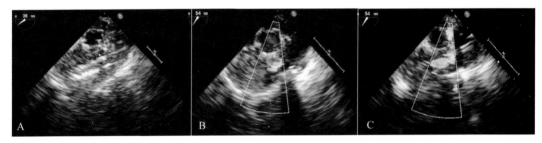

图 3-12 经食管超声（TEE）食管中段 36°显示充盈的球囊置于肺动脉瓣口中部（**A**）；食管中段 54°显示球囊扩张一次后血流可通过肺动脉瓣口（**B**）；同一角度下提示球囊再次扩张后肺动脉瓣口血流明显增多（**C**）

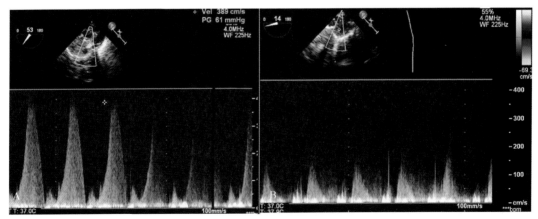

图 3-13 经食管超声（TEE）食管中段 56°监测肺动脉瓣口流速（**A**），术后峰值流速及跨瓣压差较术前明显下降（**B**）

第四节 超声心动图在动脉导管未闭经皮介入治疗中的应用

一、动脉导管未闭术前超声诊断及病例筛选

在动脉导管未闭病例，超声心动图显示左心增大，大动脉短轴切面上清楚显示主肺动脉与降主动脉之间出现异常管道，彩色血流显像（color Doppler flow image，CDFI）提示该异常管道内五彩镶嵌的血流束，同时连续多普勒证实其为以收缩期为主的连续性血流频谱；胸骨上窝切面同样证实主动脉与肺动脉之间的异常血流通道，彩色血流显像及连续多普勒所见与大动脉短轴切面类似。符合上述条件者即可明确诊断动脉导管未闭。

对介入封堵治疗的术前评估包括：

（1）动脉导管的主动脉侧及肺动脉侧的直径，导管长度；此外，主动脉、肺动脉能否在同一切面上显示也需要注意。

（2）是否合并肺动脉高压，动脉分流方向：合并肺动脉高压，仍为左向右分流者，可行介入治疗；合并肺动脉高压，以左向右分流为主，并存少量右向左分流者，可试行封堵治疗。

（3）是否同时合并其他心脏疾病，需要同期处理；了解房室瓣的反流程度。

二、超声心动图监测动脉导管封堵

超声心动图多位于胸骨上窝切面和大动脉短轴切面引导经皮封堵手术，手术分为经股静脉顺行或经股动脉逆行。两种进入方法均需要明确导管已送至肺动脉：经股静脉途径首先在大动脉短轴切面明确导管经股静脉、右心房、右心室已送至肺动脉（见图3-14），在胸骨上窝切面同时显示左肺动脉、未闭动脉导管及降主动脉，清晰显示导管经未闭动脉导管进入降主动脉；经股动脉途径首先在胸骨上窝切面明确导管经股动脉到达降主动脉峡部，经未闭动脉导管进入肺动脉（见图3-15），在大动脉短轴切面明确导管顺利经未闭动脉导管送至肺动脉，随后监测导丝、输送鞘管、封堵伞分别送入。封堵伞送至降主动脉，需清晰显示伞面分别置于动脉导管的降主动脉侧及肺动脉侧，伞面贴合紧密，伞腰位于导管内，封堵伞的位置、形态均满意，未过度占据降主动脉及左肺动脉管腔，CDFI显示动脉水平无残余分流，降主动脉、左肺动脉血流通畅，可提示释放封堵伞，封堵成功（见图3-16）。如果降主动脉前向流速大于2 m/s，左肺动脉前向流速超过1.5 m/s，均考虑有狭窄可能，可提示调整封堵伞的位置，必要时收回封堵伞，重新置入合适的封堵器。以上过程须在胸骨上窝切面及大动脉短轴切面反复确认。

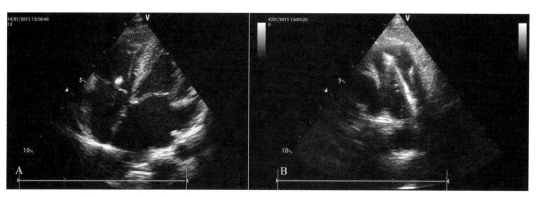

图 3-14 经股静脉途径封堵动脉导管，经胸超声心动图斜心尖四腔心切面显示导丝由右心房经三尖瓣瓣口进入右心室（**A**），大动脉短轴切面显示导丝进入肺动脉并通过动脉导管（**B**）

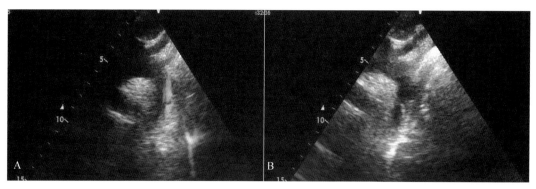

图 3-15 经股动脉途径封堵动脉导管，经胸超声心动图胸骨上窝切面显示导丝已到达降主动脉峡部（**A**），导丝经动脉导管进入肺动脉（**B**）

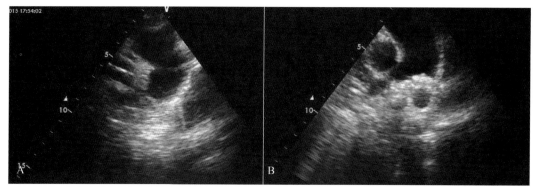

图 3-16 经皮封堵动脉导管，经胸超声心动图胸骨上窝切面显示封堵伞已到达动脉导管位置，主动脉侧封堵伞已张开（**A**），大动脉短轴切面显示封堵伞肺动脉侧完全张开，腰部卡在导管内，两侧伞面均完全张开，贴合紧密（**B**）

三、超声心动图对动脉导管封堵术后随访及并发症提示

动脉导管封堵术后早期需密切进行超声心动图随访，主要观察点：

（1）封堵伞位置、形态：在大动脉短轴切面及胸骨上窝切面观察封堵伞是否仍在动脉导管的位置上，有无脱落，伞面是否贴合紧密，是否有移位。

（2）心包腔情况：有无心包积液及其程度。

（3）降主动脉或左肺动脉狭窄：通过二维超声心动图及 CDFI 检查降主动脉、左肺动脉管腔内径、血流通畅情况。如果降主动脉前向流速大于 2 m/s，左肺动脉前向流速超过 1.5 m/s，均考虑有狭窄可能。

（4）左心房、室内径大小恢复情况。

第五节　超声心动图在室间隔缺损经皮介入治疗中的应用

一、室间隔缺损的术前超声诊断

1.检查方法　常规系列切面，从多方位多切面探测不同的部位，多角度全方位地观察室间隔回声连续中断的部位。重点扫查左心室长轴、大动脉短轴、心尖五腔心切面等各切面。

2.检查内容

（1）从多个切面观察室间隔回声连续中断的部位，并与超声伪像鉴别，测定缺损大小，显示缺损周边与三尖瓣、肺动脉瓣、主动脉瓣及室上嵴的关系，以便做出分型诊断。

（2）用彩色多普勒血流显像观察心室水平分流状态、分流方向，测量分流血流起始部的宽度，观察分流量的大小。

（3）用连续多普勒测量分流的速度与跨室间隔压差，以便评估右心室和肺动脉压力。

（4）观察双心室的大小，尤其是左心室大小，评价左心容量负荷状态。

（5）测量右心室流出道及肺动脉的内径、血流量等。

（6）确定有无其他的心内畸形并存。

3.典型膜周部室间隔缺损的超声表现

（1）胸骨旁左心室长轴切面：显示左心室腔增大。

（2）胸骨旁大动脉短轴切面：可以显示主动脉瓣、右心室流出道、肺动脉瓣、肺动脉结构。探头角度稍向下移，可显示室间隔膜周部连续性中断，彩色多普勒显示缺损部位在收缩期左心室向右心室有五彩镶嵌的高速分流（图 3-17A）。将连续多普勒调整角度与分流方向平行后可测量分流速度，并计算分流压差，从而估算肺动脉压力。

（3）心尖五腔心切面：可显示左心室增大，靠近主动脉右冠瓣的室间隔膜周部可见

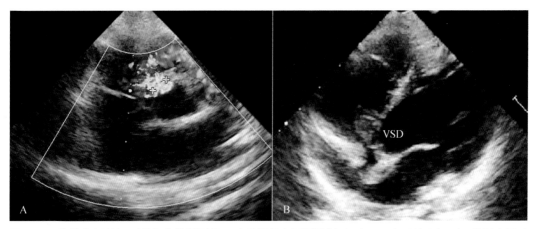

图 3-17 胸骨旁短轴切面彩色多普勒图像显示膜周部室间隔缺损（**A**）；心尖五腔心切面二维超声显示膜周部室间隔缺损（**B**）

回声中断（图 3-17B）。此切面为测量缺损上缘与主动脉瓣距离的主要切面，并需要特别注意观察主动脉瓣有无脱垂和反流。

二、室间隔缺损介入封堵术前超声筛选病例要点

室间隔缺损按缺损位置主要分为：膜周部室间隔缺损、漏斗部室间隔缺损、肌部室间隔缺损三类。

膜周部室间隔缺损最多见，也是经皮介入封堵治疗室间隔缺损的最佳适应证，术前超声主要观察缺损的数量、大小、形态、与主动脉瓣的距离（左心室长轴切面或心尖五腔心切面的最短距离），部分膜周部缺损呈瘤样向右心室面膨凸，或与三尖瓣隔叶粘连，需要观察瘤壁的构成，与三尖瓣的关系，瘤腔的大小形态，右心室面有效分流口的数量、大小和形态。传统上要求缺损距离主动脉瓣应超过 2 mm，但随着偏心封堵器的应用，此条件可以适当放宽。

由于漏斗部室间隔缺损靠近主动脉瓣，故需警惕封堵器对主动脉瓣的影响，特别是较大的干下型室间隔缺损，缺损同时靠近主动脉瓣和肺动脉瓣，故对瓣膜的影响几乎难以避免，现有技术条件下不太适合进行封堵治疗。

肌部室间隔缺损封堵所用封堵器与膜周部型不同，除通过超声观察缺损大小、位置外，还要特别注意右心室面结构，靠近心尖和右心室游离壁反折处的缺损由于封堵所需导管折角太大也难以进行。

三、超声心动图监测室间隔缺损封堵

可根据实际情况选用经食管超声和经胸超声两种超声心动图方法，经食管超声优点是探头频率高，可避免胸廓畸形和肺气干扰，从而获得更清晰的监测图像，缺点是要进行经食管插管，患者有一定痛苦，清醒状态下的患者难以长时间耐受。而经胸超声操作

简便，患者无痛苦，但部分患者平卧位胸前超声声窗不佳。建议根据患者手术时麻醉插管和胸前超声声窗图像清晰情况酌情选用。

目前经皮介入封堵治疗室间隔缺损主要有经股动脉和经颈静脉两种途径，超声监测引导时，前者导管路径是从升主动脉-主动脉瓣-左心室流出道-室间隔缺损-右心室，从而先释放右心室面封堵器进行封堵；后者是从上腔静脉-右心房-三尖瓣-右心室-室间隔缺损-左心室，从而先释放左心室面封堵器进行封堵。

1. 提供清晰超声图像，观察缺损位置。

2. 实时观察导管、导丝位置，尽可能提供导丝方向和导丝头端位置信息，由于二维超声为切面图像，故具体导丝方向和头端位置可能显示比较困难，需要仔细旋转调整探头角度，尽量给术者提供准确信息（图3-18）。

3. 实时监测导管、导丝对心脏的影响，避免损伤主动脉瓣和三尖瓣结构，观察封堵器张开、合拢时对周边组织的影响，要注意多切面观察，避免封堵器对瓣膜和主动脉窦的强力磨损和挤压。

4. 观察是否真正夹住缺损周边组织（即封堵器两侧伞确实在缺损左右心室面）（图3-19）。

5. 观察封堵器释放前和释放后有无残余分流，是否挤压主动脉瓣，主动脉瓣及三尖

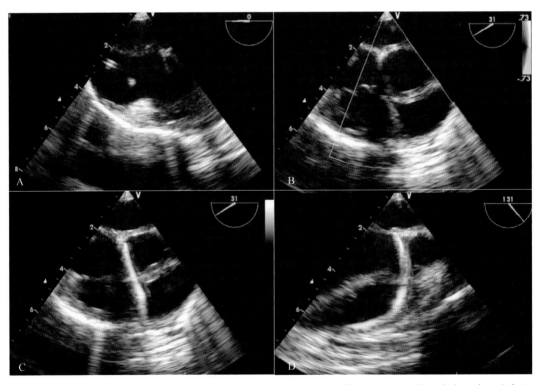

图 3-18 在经食管超声引导下经颈静脉途径封堵室间隔缺损，食管中段 0° 显示导丝在右心房，准备通过三尖瓣口（**A**）；食管中段 31° 提示导丝进一步深入通过三尖瓣口进入右心室，准备穿过缺损（**B**）；导丝已穿过室间隔缺损进入左心室流出道（**C**）；食管中段约 130° 左心室长轴切面显示导丝已穿过室间隔缺损进入左心室流出道（**D**）

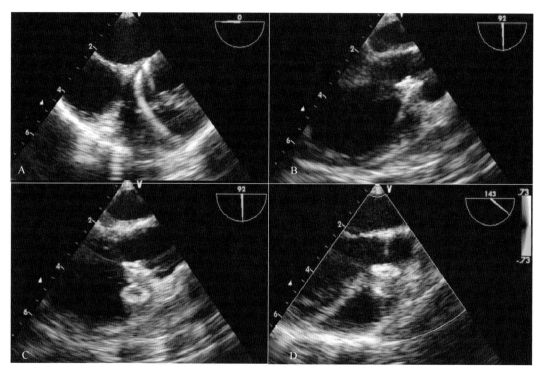

图 3-19 在经食管超声引导下经股静脉途径封堵室间隔缺损，食管中段 0°四腔心切面再次确认导丝已穿过缺损进入左心室流出道（**A**）；食管中段约 90°短轴切面显示封堵伞左心室面已释放（**B**），封堵伞右心室面正在张开（**C**）；食管中段约 140°显示封堵伞左、右心室面均完全释放，夹住缺损周边组织，彩色多普勒观察无残余分流后完成封堵器释放（**D**）

瓣有无反流。

6.观察有无心包积液产生（提示损伤心房壁）。

四、超声心动图对室间隔缺损封堵术后随访及并发症提示

经胸超声心动图因其准确、无创、简便、价廉等特点，故可在经皮介入封堵治疗室间隔缺损术后的随访中发挥重要作用。除常规观察房室大小，有无残余分流，封堵器位置形态以及有无心包积液以外，还要特别注意封堵器对瓣膜是否有影响及其所引起的主动脉瓣和三尖瓣的反流变化情况。

第六节　超声心动图在左心耳封堵术中的应用

一、左心耳封堵术前超声诊断及病例筛选

术前 TEE 首先用来排除左心耳血栓。一旦血栓被排除，TEE 即用于评估左心耳的形

态、测量左心耳的参数，以便确定其是否可行左心耳封堵术，以及选择合适型号的封堵器（见图 3-20）。

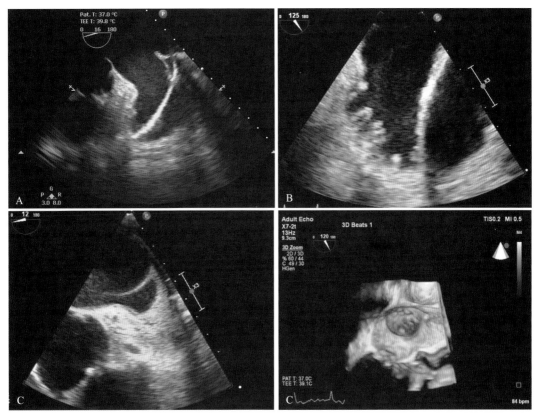

图 3-20　术前 TEE 筛查左心耳封堵病例。**A**. 左心耳形态正常，无血栓；**B**. 左心耳内梳状肌，无血栓；**C**. 左心耳内血栓充填；**D**. 3D-TEE 示左心耳内血栓

左心耳的测量参数：在 0°、45°、90°、135° 分别测量左心耳开口的直径、左心耳主叶最大长径及左心耳腔深径（封堵器产品不同，需测量参数有所不同）（见图 3-21）。

封堵器的选择：TEE 测量左心耳开口直径，封堵器的直径选取比左心耳口直径大 20% ～ 40%。

二、超声心动图监测左心耳封堵

采用完整 0°～ 180° 多平面可全面显示和评估左心耳。封堵术中 TEE 主要用于指引、输送、放置封堵器及术后即刻评价。监测的经皮路径为：下腔静脉-右心房-房间隔穿刺-左心房-左心耳。其中房间隔的穿刺位置是决定封堵器顺利放置的关键。房间隔穿刺成功后，指引封堵器的输送和放置：首先显示并确定左心耳内输送鞘管的位置，引导术者将封堵器输送到左心耳口，定位封堵器放置在左心耳口。然后评价封堵器与左心耳壁

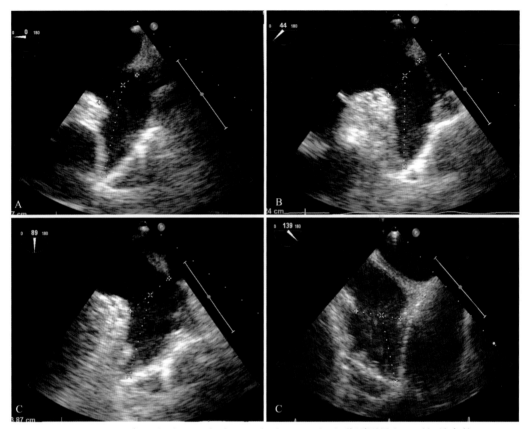

图 3-21 TEE 在 0°（**A**）、45°（**B**）、90°（**C**）、135°（**D**）分别测量左心耳相关参数

的位置关系：术中封堵器放置过程中观察封堵器与左心耳和左心房壁的关系和方位，确保封堵器的主轴和左心耳的长轴在一个方向上，确保封堵器位置准确稳定，TEE 评估有无封堵器伞周漏及封堵器对周边结构（如左上肺静脉、二尖瓣）有无不良影响，然后释放封堵器（见图 3-22，图 3-23）。释放后再次评价封堵器的位置、形态、有无伞周漏、对周边结构有无不良影响。全程监测心包积液的情况。

三、超声心动图对左心耳封堵术后随访及并发症提示

左心耳封堵术后需密切进行超声心动图随访，出院前要复查超声心动图，TTE 图像欠佳时建议 TEE 检查。目前推荐封堵术后 1 个月、6 个月复查超声心动图，然后每年复查一次。主要观察内容：

（1）封堵器位置、形态：评价封堵器的稳定性，有无移位，是否影响到周边结构。观察封堵器左心房表面是否光滑，封堵器上及周边有无血栓形成。

（2）有无伞周漏，见表 3-1。

（3）心包腔情况：有无积液及其程度。

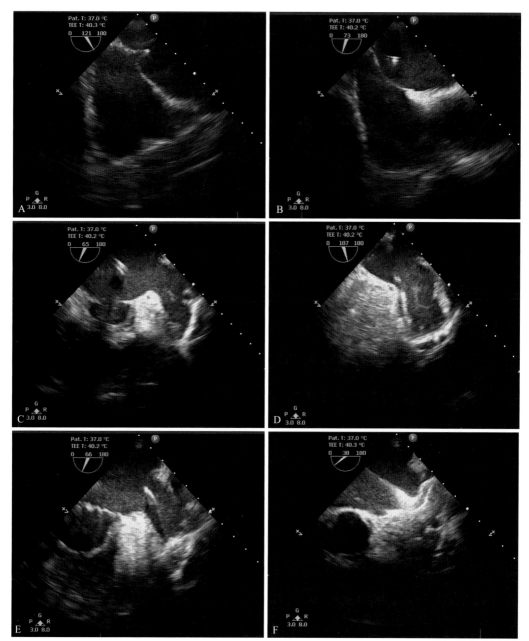

图 3-22 TEE 引导左心耳封堵术。**A**. 穿刺房间隔；**B**. 鞘管进入左心房；**C**. 鞘管向左心耳方向推进；**D**. 进入左心耳；**E**. 封堵器送至左心耳；**F**. 确定封堵器位置合适后释放

表 3-1　彩色多普勒超声在术中、术后及随访中评价左心耳封堵术后伞周漏的分级及描述

分级	描述
重度伞周漏	伴多处血流
中度伞周漏	血流束直径＞3 mm
轻度伞周漏	血流束直径 1～3 mm
微量伞周漏	血流束直径＜1 mm
无伞周漏	

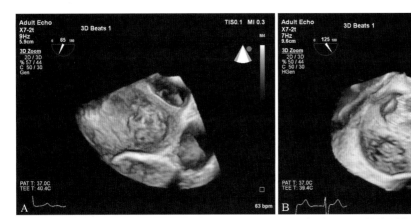

图 3-23 3D-TEE 显示左心耳封堵器的位置、形态及有无伞周漏。**A.** 封堵器位置、形态好，对周边无不良影响；**B.** 封堵器有微量伞周漏

第七节　超声心动图在二尖瓣狭窄经皮球囊扩张治疗中的应用

一、二尖瓣狭窄的术前超声诊断

1. M 型超声心动图

二尖瓣前后叶回声增强，运动–时间曲线表现为"城墙"样改变，舒张中期和晚期前后叶同向运动（见图 3-24）。

2. 二维超声心动图

（1）胸骨旁左心室长轴切面：左心房内径增大，左心室内径不大或缩小。二尖瓣前后叶增厚，以瓣尖为著；舒张期二尖瓣前叶开放呈"篷顶"状。二尖瓣腱索增粗、缩短。

（2）胸骨旁二尖瓣短轴切面：二尖瓣交界处粘连，增厚、回声增强；舒张期二尖瓣前后叶开放受限，呈鱼口状（见图 3-25）。瓣下腱索增粗、融合、回声增强。

（3）心尖四腔 / 三腔心切面：左心房增大或双房增大。二尖瓣前后叶增厚，瓣缘明显；舒张期二尖瓣开放受限，呈"篷顶"状（见图 3-26）。二尖瓣腱索增粗、缩短，回声增强。

3. 多普勒超声心动图

（1）彩色多普勒：显示舒张期过二尖瓣口的血流变细，呈明亮五彩镶嵌高速射流（见图 3-27）。

（2）连续多普勒：可测量舒张期二尖瓣峰值血流速度，可计算跨二尖瓣峰值压差、平均压差。

（3）脉冲多普勒：可获取二尖瓣口的血流速度频谱，依据压力减半时间或减速时间

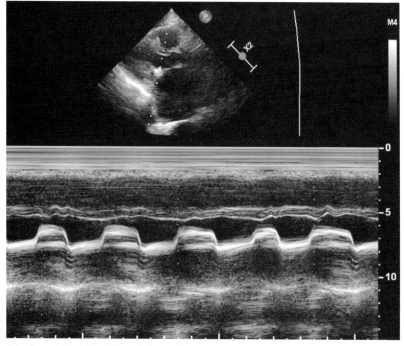

图 3-24 M 型超声心动图示风湿性心脏病二尖瓣狭窄者，瓣叶增厚，前叶呈"城墙"样改变，前后叶同向运动

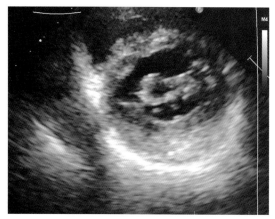

图 3-25 二维超声心动图二尖瓣水平短轴切面示风湿性心脏病二尖瓣狭窄者，瓣叶增厚，舒张期二尖瓣呈鱼口状

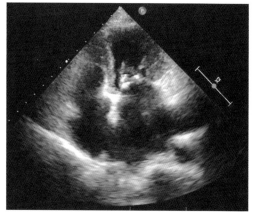

图 3-26 二维超声心动图心尖四腔心切面示风湿性心脏病二尖瓣狭窄者，二尖瓣前后叶增厚，瓣缘明显；舒张期二尖瓣开放受限，呈"篷顶"状

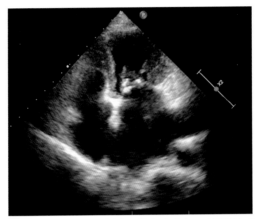

图 3-27 彩色多普勒示舒张期过二尖瓣口的血流变细，呈明亮五彩镶嵌高速射流

可计算二尖瓣瓣口面积（表 3-2）。

4.三维超声心动图

有助于更为全面、完整地观察二尖瓣前后瓣叶、瓣下腱索和瓣环的解剖形态及开放、关闭状态（见图 3-28）。

表 3-2　二尖瓣狭窄分度简表

分度 ＼ 指标	瓣口面积（cm²）	平均跨瓣压差（mmHg）	肺动脉收缩压（mmHg）
轻度	1.5～2.0	＜ 5	＜ 30
中度	1.0～1.5	5～10	30～50
重度	＜ 1.0	＞ 10	＞ 50

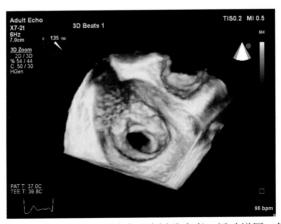

图 3-28 三维超声心动图示风湿性心脏病二尖瓣狭窄者，瓣叶增厚，舒张期呈鱼口状

二、二尖瓣狭窄球囊扩张术前超声筛选病例要点

主要针对成人获得性二尖瓣狭窄，风湿性二尖瓣狭窄居多。

超声入选标准：①中、重度单纯二尖瓣狭窄，瓣膜无明显变形、弹性好、无严重钙化，瓣膜下结构无明显异常，左心房无血栓，无明显反流或少量反流；②二尖瓣交界分离手术后再狭窄，心房颤动，二尖瓣钙化，合并轻度二尖瓣或主动脉瓣反流，可作为相对适应证。③二尖瓣狭窄伴重度肺动脉高压，左心室过小，手术治疗危险性很大者，不宜换瓣者。

三、二尖瓣狭窄球囊扩张术中超声心动图引导及监测

（一）经食管超声心动图（TEE）引导及监测球囊扩张术

在食管中段四腔心切面（0°～10°）、主动脉瓣短轴切面（30°～45°）的基础上，通过稍向右旋转手柄，以及食管中段双腔静脉／双心房切面（90°～100°），可清晰显示房间隔的全貌，引导及选择合适的房间隔穿刺位置。

食管中段四腔心切面（0°～10°）、二尖瓣闭合缘切面（45°～60°）、两腔心切面（90°左右）、主动脉瓣长轴切面（120°～150°）、经胃底二尖瓣短轴切面可显示二尖瓣及瓣下腱索情况（见 3-29）。TEE 监测经皮路径为：下腔静脉-右心房-穿刺房间隔-左心

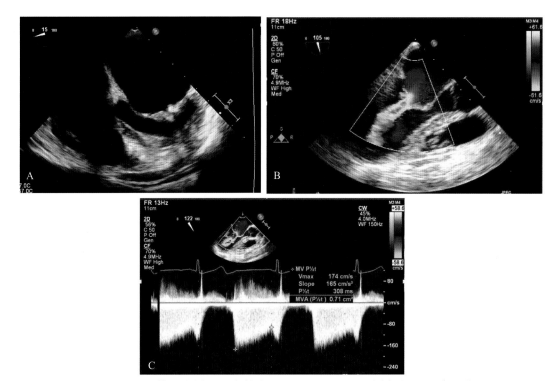

图 3-29 术中 TEE 再次评估二尖瓣。**A**. 食管中段四腔心切面示二尖瓣增厚，呈舒张期"篷顶"样；**B**. 彩色多普勒示舒张期二尖瓣血流呈五彩镶嵌状，收缩期无明显反流；**C**. 连续多普勒测得舒张期二尖瓣口血流速度明显增快，频谱压力降半时间（PHT）法测量二尖瓣舒张期瓣口面积约 0.7 cm²

房-二尖瓣-左心室，最终使之正好置于二尖瓣瓣环处，也即球囊中部置于二尖瓣口（见图 3-30）。TEE 监测下充盈球囊，扩张二尖瓣，依次扩张，必要时可选择大一号球囊；每次扩张后，观察心率、血压变化，通过测量舒张期二尖瓣口面积、峰值和平均跨瓣压差评估二尖瓣狭窄改善情况，应用彩色多普勒观察二尖瓣反流程度的变化（见图 3-31）。术中全程观察有无心包积液，或积液量的变化（术前有心包积液者）。一般认为扩张后的

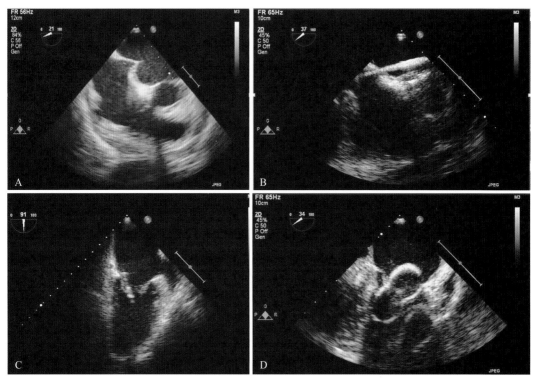

图 3-30 超声心动图引导经皮二尖瓣球囊扩张术。**A**. 穿刺房间隔；**B**. 球囊导管由右心房经房间隔进入左心房；**C**. 球囊导管经二尖瓣进入左心室；**D**. 二尖瓣球囊中部正对二尖瓣口，充盈球囊

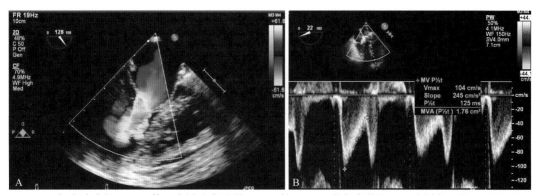

图 3-31 每次球囊扩充后评估二尖瓣狭窄改善及反流情况。**A**. 彩色多普勒示二尖瓣舒张期五彩镶嵌血流色彩改善，收缩期反流增加不明显；**B**. 脉冲多普勒示舒张期血流速度明显减低，PHT 法估测瓣口面积约 1.8 cm²

二尖瓣瓣口面积 ≥ 1.5 cm² 且反流程度在中量以下为扩张成功。

（二）经胸超声心动图（TTE）引导及监测球囊扩张术

胸骨旁大动脉短轴切面、四腔心切面、心尖四腔心切面以及剑突下双心房切面之间相互切换，可清晰显示房间隔，引导及选择合适的房间隔穿刺位置。

胸骨旁四腔心切面、大动脉短轴切面、心尖四腔心切面之间相互切换，可实现上述路径的引导，观察和评价扩张效果的指标与 TEE 引导一致（见图 3-32）。

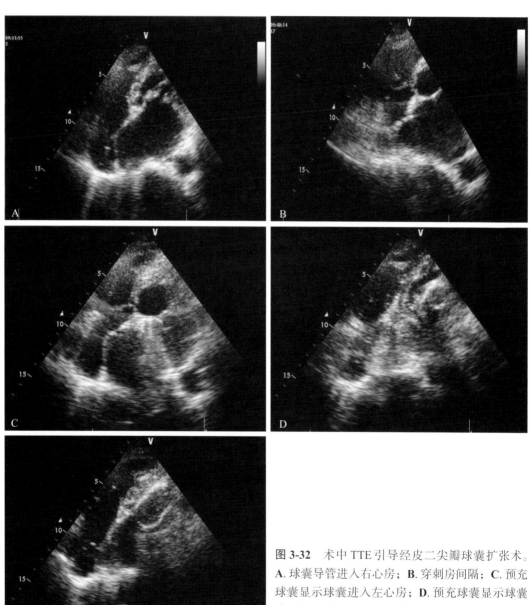

图 3-32 术中 TTE 引导经皮二尖瓣球囊扩张术。**A**. 球囊导管进入右心房；**B**. 穿刺房间隔；**C**. 预充球囊显示球囊进入左心房；**D**. 预充球囊显示球囊进入左心室；**E**. 调整球囊位置使球囊中部正对二尖瓣口，进行球囊扩张术

四、二尖瓣狭窄球囊扩张术后超声心动图随访

术后 24 小时、1 个月、3 个月、6 个月、1 年及长期进行超声心动图随访，重点评价二尖瓣瓣口面积、舒张期二尖瓣前向血流速度、平均跨瓣压差、二尖瓣反流程度、肺动脉收缩压、心脏各房室腔内径的大小及左、右心功能等。

第八节　超声心动图在主动脉瓣狭窄经皮球囊扩张治疗中的应用

一、先天性主动脉瓣狭窄的术前超声诊断

主动脉瓣狭窄可为先天性，也可为获得性。先天性主动脉瓣狭窄表现为瓣叶增厚、僵硬、不同程度的交界融合，导致瓣口狭小。瓣膜数可为单叶、二叶、三叶或多叶，常见为二叶。在此仅阐述主动脉瓣二瓣化畸形及三个瓣叶发育不均或因交界粘连所致的狭窄。

1. M 型超声心动图

主动脉瓣回声增强、增厚（儿童可不明显），其运动-时间曲线开放受限，开口距离减小。有的表现为关闭线偏心。

2. 二维超声心动图（图 3-33）

胸骨旁左心室长轴切面，显示瓣叶开放限制主要在瓣尖水平，主动脉瓣开放时呈典型的圆顶征改变，瓣口开放幅度减小，瓣尖部不能贴近主动脉窦壁。升主动脉呈狭窄后扩张。左室壁增厚，运动幅度增强。胸骨旁大动脉短轴切面可见瓣叶大小不等，交界区粘连。二瓣化者表现为主动脉窦部形态异常，胸骨旁大动脉短轴切面主动脉瓣叶可呈左右排列或上下排列，关闭线失去"Y"形态，部分患者的瓣叶发育大小不均。瓣叶增厚在低龄儿童可不明显，在中老年患者中，瓣膜增厚伴钙化者多见。

3. 多普勒超声

（1）彩色多普勒：胸骨旁左心室长轴及心尖五腔心切面，可显示收缩期左心室经狭窄的主动脉瓣口进入升主动脉内的高速射流。在部分患者可见主动脉瓣反流。

（2）连续多普勒：能够测量收缩期跨主动脉瓣最大血流速度，可计算收缩期跨主动脉瓣峰值压差。

二、主动脉瓣狭窄球囊扩张术前超声筛选病例要点

典型主动脉瓣狭窄不伴有严重钙化者：①先天性主动脉瓣膜型狭窄有症状者；②狭窄程度，主动脉峰值跨瓣压差 ≥ 50 mmHg 为介入指标；③新生儿或婴幼儿严重瓣膜型狭窄，伴充血性心力衰竭者，可作为缓解症状治疗手段，推迟外科手术时间；④外科瓣膜切开术后再狭窄。

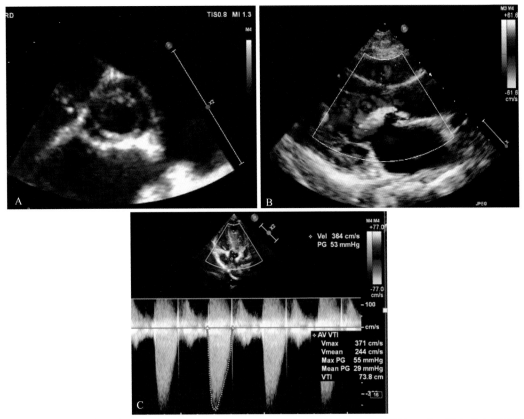

图 3-33 二维超声心动图显示主动脉瓣狭窄。**A.** 大动脉短轴切面示主动脉瓣为二叶,呈左前右后开放,瓣叶增厚;**B.** 胸骨旁左心室长轴切面显示收缩期主动脉瓣口高速血流,舒张期少量反流;**C.** 连续多普勒测得主动脉瓣口峰值血流速度约 3.7 m/s,峰值压差约 55 mmHg

三、主动脉瓣狭窄球囊扩张术中超声心动图引导及监测

(一)经食管超声心动图(TEE)引导及监测球囊扩张术

在食管中段主动脉瓣短轴切面(30°~45°)、主动脉瓣长轴切面(120°~150°)可显示主动脉瓣数目、瓣叶开放情况、有无反流及反流程度。胃底五腔心切面可进行主动脉瓣前向血流速度的测量。球囊扩张前,TEE 引导及监测临时起搏器电极在右心室心尖部的准确定位。TEE 监测经皮球囊导管逆行途径为:主动脉-主动脉瓣-左心室,最终使之正好置于主动脉瓣环处,也即球囊中部置于主动脉瓣口。临时起搏器起搏后,在 TEE 监测下充盈球囊,扩张主动脉瓣,依次扩张多次;每次扩张后,观察心率、血压变化,通过测量收缩期主动脉瓣峰值和平均跨瓣压差,评估狭窄改善情况,应用彩色多普勒观察主动脉瓣反流程度的变化。术中全程观察心包积液有无,或积液量的变化(术前有心包积液者)。一般认为扩张后的主动脉瓣峰值跨瓣压差较术前下降≥ 50% 且反流程度在中量以下为扩张成功。

（二）经胸超声心动图（TTE）引导及监测球囊扩张术

胸骨旁左心室长轴切面、大动脉短轴切面及心尖五腔心切面可进行相关测量并实现上述路径的引导，观察和评价扩张效果的指标与 TEE 引导一致（见图 3-34，图 3-35）。

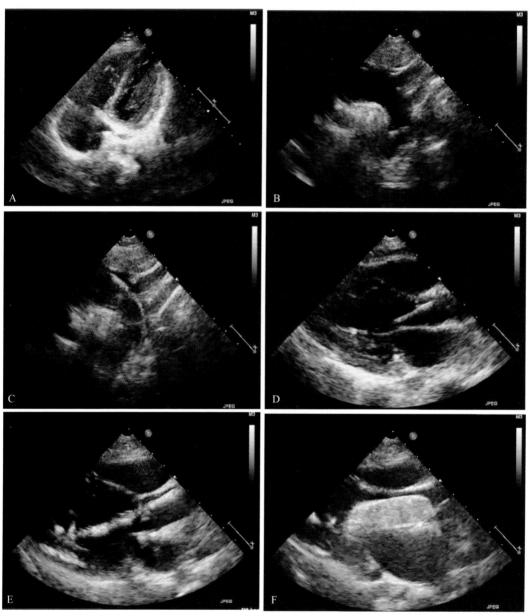

图 3-34 TTE 引导经皮主动脉瓣球囊扩张术。**A**. 引导临时起搏器电极放置在右心室心尖部；**B**. 于主动脉弓长轴切面球囊导管进入主动脉弓降部；**C**. 球囊导管进入升主动脉；**D**. 球囊导管跨过主动脉瓣口；**E**. 球囊导管进入左心室；**F**. 球囊中部正对主动脉瓣口，进行球囊扩张

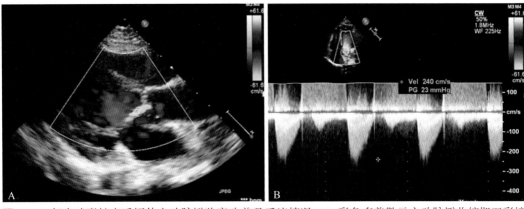

图 3-35 每次球囊扩充后评估主动脉瓣狭窄改善及反流情况。**A**. 彩色多普勒示主动脉瓣收缩期五彩镶嵌血流色彩改善，收缩期少量反流；**B**. 连续多普勒示收缩期血流速度明显减低，峰值压差约 23 mmHg

四、主动脉瓣狭窄球囊扩张术后超声心动图随访

术后 24 小时、1 个月、3 个月、6 个月、1 年及长期进行超声心动图随访，重点评价主动脉瓣狭窄改善情况，包括前向血流速度、平均跨瓣压差、峰值跨瓣压差，主动脉瓣反流程度，心脏各房室腔内径的大小及左、右心功能等。

第四章

单纯超声引导经股静脉介入封堵治疗房间隔缺损和卵圆孔未闭

房间隔缺损（ASD）是常见的先天性心脏病之一，约占活产婴儿的 1.6‰，占所有先天性心脏病的 6% ～ 10%。女性多见，男女比例约 1：（2 ～ 3）。ASD 通常分为继发孔型 ASD（80%）、原发孔型 ASD（10%）及静脉窦型 ASD（10%），本章讲述可以经皮介入封堵治疗的继发孔型 ASD。

继发孔型 ASD 约 80% 可通过股静脉穿刺，将封堵器通过输送鞘管至房间隔缺损处进行封堵治疗，自 King 等 1976 年首次成功施行经皮 ASD 封堵术以来，随着器械的不断发展和介入技术的不断进步，特别是 Amplatzer ASD 封堵器的临床广泛应用，经皮 ASD 封堵术并发症已降至很低的水平，而且远期效果良好。

一、解剖特点

继发孔型 ASD 位置及直径差异较大，可从 2 ～ 3 mm 至房间隔完全缺如，或者可呈筛孔样改变，通常根据缺损的部位，将继发孔型 ASD 分为以下四型：

1. 中央型　又称卵圆孔型，此型最常见，约占 75%。位于房间隔中心，其四周有完整的房间隔结构，冠状窦口位于缺损的前下方，大多数此型缺损可经皮封堵治疗。

2. 下腔静脉型　仅次于中央型，约占 15%。缺损一般较大，位于房间隔的后下方，和下腔静脉入口相延续，无房间隔边缘或仅存极少薄膜样房间隔组织，一般不可行经皮封堵治疗。

3. 上腔静脉型　又称静脉窦型，约占 4%。位于房间隔后上方，在上腔静脉与右心房连接处，该型常合并右上肺静脉异位引流，一般在体外循环下行补片修补。

4. 混合型　兼具上述两种及两种以上畸形，约占 6%。缺损巨大，占房间隔的大部分，一般在体外循环下行补片修补。

二、病理生理

正常情况下，左心室顺应性较右心室差，故左心房压力通常高于右心房压力约 5 mmHg。因此心房水平的分流为左向右分流，其分流量的大小取决于 ASD 的大小及左、右心室的顺应性。较小的 ASD 分流量小，一般无明显症状及体征，偶尔在常规超声心动图体检时发现。如 ASD 较大，可使肺循环血量达到体循环血量的 1.5 倍以上，经过右心系统的血液增多，使右心房、右心室增大，肺动脉干增粗；相应的，左心房、左心室缩小，主动脉径缩小。大量的左向右分流使肺小动脉痉挛，随着年龄的增长，逐渐产生内膜增生和中层增厚，引起管腔狭窄及阻力增加，形成肺动脉高压，肺动脉压力的增加将减少左向右分流量并形成右心房、室壁肥厚。当右心系统压力增高到一定程度后，右心房的部分血流可分流入左心房，形成艾森门格综合征，临床上产生发绀症状，代表疾病已进展至晚期阶段。

三、适应证和禁忌证

（一）适应证

1. 年龄≥1 岁。
2. 缺损直径≥5 mm，伴右心容量负荷增加的中央型房间隔缺损。
3. 缺损边缘至冠状静脉窦、上 / 下腔静脉及肺静脉的距离≥5 mm，至房室瓣≥7 mm。
4. 房间隔的直径＞所选用封堵伞左心房侧的直径。
5. 主动脉侧无边，但其他方向边缘良好。

（二）禁忌证

1. 原发孔型 ASD 及静脉窦型 ASD。
2. 心内膜炎及出血性疾患。
3. 封堵器安置处有血栓存在，导管插入处有静脉血栓形成。
4. 严重肺动脉高压导致右向左分流。
5. 伴有与 ASD 无关的严重心肌疾患或瓣膜疾病。
6. 近 1 个月内患感染性疾病，或感染性疾病未能控制者。
7. 合并需外科处理的其他心脏畸形。

四、卵圆孔未闭

卵圆孔是胚胎时期心脏房间隔的一个生理性通道，出生后大多数人原发隔和继发隔相互融合形成永久性房间隔，若未融合则形成卵圆孔未闭（patent foraman ovale，PFO）。长期以来认为 PFO 无明显临床意义，随着医学影像技术的发展，超声检查清晰显示心脏 PFO 处骑跨的长血栓，使 PFO 与脑卒中及系统栓塞的关系被广泛关注。大多数 PFO 不需要治疗。但是，PFO 存在时血凝块可能从右心系统进入左心系统，从而进入体循环而造成动脉栓塞。这种血栓或化学物质通过特殊通道造成体循环栓塞的现象，称为"矛盾栓塞"。如果脑动脉发生栓塞，则表现为脑卒中或短暂性脑缺血发作（transient ischemic attack，TIA）。PFO 合并矛盾栓塞的患者建议行封堵治疗，手术方法、术后处理及并发症同房间隔缺损封堵。

（一）解剖特点及病理生理

房间隔原发隔为纤维样组织，薄、摆动大，继发隔为肌性组织，较厚。原发隔和继发隔重叠的程度为PFO的长度，不融合的距离为PFO的宽度和大小。PFO长度范围为3～18 mm，平均8 mm，宽度范围1～19 mm，平均4.9 mm。PFO大小随着年龄增加而增大。

正常人左心房压力比右心房高3～5 mmHg，PFO处于关闭状态，一般不引起血液分流。当慢性或短暂右心房压力增高超过左心房压力时，左侧薄弱的原发隔被推开，出现右向左分流。

（二）单纯超声引导经股静脉介入封堵治疗卵圆孔未闭的适应证和禁忌证

1.适应证

（1）年龄＞16岁（有明确反常栓塞证据者，年龄可适当放宽）。

（2）PFO合并不明原因脑卒中或短暂性脑缺血发作（TIA）。

（3）PFO相关脑梗死/TIA，有明确深静脉血栓形成或肺栓塞，不适宜抗凝治疗者。

（4）PFO相关脑梗死/TIA，使用抗血小板或抗凝治疗仍有复发。

（5）不明原因脑卒中或外周栓塞合并PFO，有右心或植入器械表面血栓。

2.禁忌证

（1）可以找到任何原因的脑栓塞。

（2）抗血小板或抗凝治疗禁忌，如3个月内有严重出血情况，明显的视网膜病，有其他颅内出血病史，明显的颅内疾病。

（3）下腔静脉或盆腔静脉血栓形成导致完全梗阻，全身或局部感染，败血症，心腔内血栓形成。

（4）合并肺动脉高压或PFO为特殊通道。

（5）4周内大面积脑梗死。

五、术前准备

1.实验室常规检查项目　血常规及血型，生化全套，凝血功能，肝炎等传染病项目，心电图，X线胸片，超声心动图。

2.术前备血，备皮，禁食、水，留置外周浅静脉通道。

3.向患者及其家属交代手术方案、可能发生的风险及并发症，取得家属理解和同意，签署手术知情同意书后方可进行手术。

4.器材准备

（1）封堵器：目前常用的房间隔缺损封堵器为双面盘状结构，经国家食品药品监督管理总局批准的国产封堵器有多种品牌及型号可供选择，以上海形状记忆有限公司产品为例，型号大小是根据封堵器腰部直径确定的，从6 mm到40 mm，每一型号相差2 mm。

（2）动脉鞘：患儿体重≤ 12 kg，准备 6 F 上肢动脉鞘；患儿体重＞ 12 kg，准备 7 F 下肢动脉鞘。

（3）6 F 多功能导管［Cordis 公司，100 cm，0.038 英寸（0.965 mm）］。

（4）超硬导丝［COOK 公司 Lunderquist，260 cm，0.035 英寸（0.889 mm）］。

（5）输送鞘管：建议 6 ～ 12 mm 封堵器使用 8 F 输送鞘管，14 ～ 16 mm 封堵器使用 9 F 输送鞘管，18 ～ 22 mm 封堵器使用 10 F 输送鞘管，26 ～ 30 mm 封堵器使用 12 F 输送鞘管，34 ～ 40 mm 封堵器使用 14 F 输送鞘管。

（6）超声专用引导导丝：专为超声引导下经皮介入治疗设计，由导丝主体、梭形镍钛网组成。导丝主体包括加硬段与柔性段两部分，柔性段与梭形镍钛网通过连接钢套焊接在一起。导丝主体与梭形镍钛网材料为 Nitinol 材料，连接钢套材料为 316LV 不锈钢（图 4-1）。其远端镍钛网在超声的探测下，由于横截面较大及梭形设计，能够很好地实现特定位置定位及显影的功能。对于初学者，建议使用超声专用引导导丝代替超硬导丝。

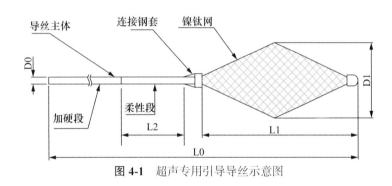

图 4-1 超声专用引导导丝示意图

六、手术方法

（一）单纯经胸超声引导经股静脉介入封堵治疗 ASD（图 4-2）

手术在普通心脏外科手术室、导管室或门诊进行，成人和可以配合的大龄患儿局部麻醉，婴幼儿行保留自主呼吸的全身麻醉。测量右锁骨中线第 3 肋间至右股静脉穿刺点距离，并于术中在导管及导丝上标记。如果右侧股静脉穿刺失败，使用左侧股静脉时，测量右锁骨中线第 3 肋间至左股静脉穿刺点的直线距离，并予以标记。于患者脐部以下、膝盖以上消毒铺单。穿刺右侧股静脉，置入动脉鞘管，静脉注射肝素 80 U/kg。经动脉鞘管送入 6 F 多功能导管及超硬导丝，超硬导丝头部应伸出导管外 2 ～ 4 cm，将导管及导丝一起向前推送，如有明显阻力，应该将导管及导丝退到动脉鞘口，固定导管，重新推送导丝后再次尝试通过，切忌暴力推送导管。推送导管过程中，超声于剑突下切面可在下腔静脉内探及导管及导丝的声影。导管及导丝插入体内到达工作距离后，退出导丝，轻轻顺时针旋转导管，超声于四腔切面即可发现导管。在超声引导下调整导管方向，将

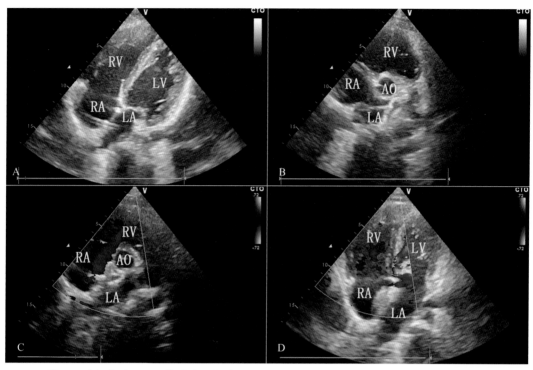

图 4-2 单纯经胸超声引导经股静脉介入封堵治疗 ASD。**A**. 输送鞘管通过房间隔缺损；**B**. 释放封堵器左心房侧伞盘；**C**. 封堵器双侧伞盘释放后形态；**D**. 封堵器完全释放后形态。LA：左心房；RA：右心房；LV：左心室；RV：右心室；AO：主动脉

导管送过房间隔缺损进入左心房，必要时为了确认导管已经进入左心房，可以在严格排气后通过导管注射少量生理盐水，超声可在左心发现大量气泡状强回声。沿导管插入导丝，插入深度不能超过工作距离 5～7 cm，同时必须严格超声监测，切勿插入过深损伤左心房。保留导丝，退出导管，同时标记导管插入的深度。退出动脉鞘管后，沿超硬导丝将输送鞘送至左心房，其送入体内深度与前述导管送入体内深度一致。退出导丝及输送鞘内芯的同时轻轻推送外鞘管，保持输送鞘管头端在左心房内的位置不变。按超声测量的 ASD 最大缺损直径加 4～6 mm 选择封堵器，同时测量房间隔总长度，以便判断封堵器是否能充分展开，大 ASD 或缺损边缘较薄时封堵器直径可能增加 8～10 mm。在超声监测下送入 ASD 封堵器进行封堵，安装及推送封堵器过程中要严格排气，推送时应将系统尾部浸没于生理盐水中，以免推送过程中因负压抽吸导致进气。封堵器安置成功后，超声在主动脉短轴切面、心尖四腔心切面和剑突下切面确认封堵器对二尖瓣、肺静脉及冠状静脉窦等周围组织无影响，位置及形态良好后释放封堵器。拔出长鞘、缝合穿刺点后压迫止血，加压绷带包扎。患者清醒后直接转回普通病房。

（二）单纯经食管超声引导经股静脉介入封堵治疗 ASD（图 4-3）

手术在普通心脏外科手术室或导管室进行，患者全身麻醉，气管插管，置入经食

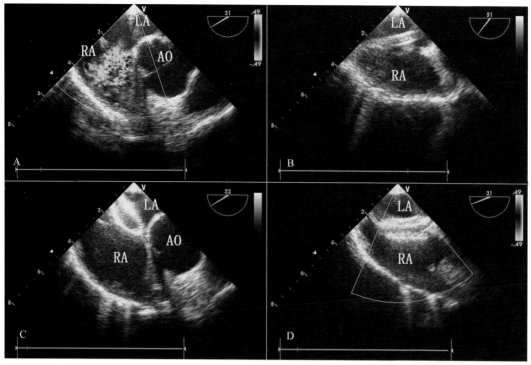

图 4-3　单纯经食管超声引导经股静脉介入封堵治疗 ASD。**A**.房间隔缺损形态；**B**.输送鞘管通过 ASD；**C**.封堵器左心房侧伞盘释放后形态；**D**.封堵器完全释放后形态。LA：左心房；RA：右心房；AO：主动脉

管超声探头。测量右锁骨中线第 3 肋间至右股静脉穿刺点距离，并于术中在导管及导丝上标记。于患者脐部以下、膝盖以上消毒铺单。穿刺右侧股静脉，置入动脉鞘管，静脉注射肝素 80 U/kg。经动脉鞘管送入 6 F 多功能导管及超硬导丝，达到工作距离后，TEE可以在双心房切面探测到导管经下腔静脉进入右心房，在超声引导下将导管及导丝送过ASD，退出导管及动脉鞘管。注意由于受食管超声声场的限制，部分患者显露范围较小，于大动脉短轴切面引导较为方便。沿超硬导丝将输送鞘送至左心房，退出导丝及输送鞘内芯后，按超声测量的 ASD 最大缺损直径加 4 ～ 6 mm 选择封堵器，同时测量房间隔总长度，以便判断封堵器是否能充分展开，大 ASD 或缺损边缘较薄时封堵器直径可能增加8 ～ 10 mm。在超声监测下送入 ASD 封堵器进行封堵，食管超声 90°切面可以显示双心房切面，比经胸超声更能清晰显示封堵器的安放过程及形态。封堵器安置成功后，超声在主动脉短轴切面、四腔心切面确认封堵器对二尖瓣、主动脉窦等周围组织无影响，位置及形态良好后释放封堵器。拔出长鞘、缝合穿刺点后压迫止血，加压绷带包扎。术后于手术室或恢复室拔除气管插管，病情平稳后转回普通病房。

七、术后处理

术后穿刺点以沙袋加压压迫 4 h，卧床 12 h。静脉予抗生素 1 ～ 2 天预防感染，当

天每 12 h 予低分子肝素皮下注射抗凝，共 2 次，术后口服阿司匹林 3 ～ 5 mg/（kg·d），共半年。成人封堵器直径 30 mm 以上者可加服氯吡格雷 75 mg/d，有心房颤动者应该长期服用华法林。

八、术后并发症及处理

（一）一般并发症

如麻醉意外、感染性心内膜炎等。

（二）封堵器移位、脱落

术中封堵器脱落多与推送时发生钢缆旋转、封堵器螺丝过松等因素有关；术后脱落多与 ASD 边缘薄软、短小或所选封堵器偏小有关。发生率约 0.24% ～ 1.44%，封堵器可脱落至左心房或右心房，较多脱落在右心房，而后可进入右心室或左心室，甚至肺循环或体循环。封堵器脱落后患者可出现心悸、胸闷或心律失常等表现。术前和术中超声心动图的判断最为重要，若经胸超声声窗不清楚或缺损较大者，应采用经食管超声进一步明确缺损边缘情况。术中操作应规范、确切，选择适当的封堵器，尤其是下腔静脉缘残端薄而短者，释放封堵器前需要反复推拉封堵器，在大动脉短轴、心尖四腔心和剑突下切面反复确认封堵器的形态和位置是否有异常。如术中封堵器脱落，可以尝试用圈套器抓捕封堵器并通过大鞘管拉出体外，多数患者应立即行常规外科手术。

（三）残余分流

封堵器内早期可出现星点状分流，但不应出现呈束状的穿隔血流。一般左向右分流束直径＜ 1 mm 为微量残余分流，1 ～ 2 mm 为少量残余分流，2 ～ 4 mm 为中量残余分流，＞ 4 mm 为大量残余分流。即刻残余分流发生率为 6% ～ 40%，术后 72 h 为 4% ～ 12%，而 3 个月之后残余分流发生率仅为 0.1% ～ 5%。临床发生残余分流多见于缺损为较细长的椭圆形，封堵器展开在其边缘未与缺损完全贴合而出现残余分流；或者缺损为多发孔或者筛孔状，在封堵了较大的缺损后，由于小的缺损未在封堵器覆盖范围内而形成残余分流。残余分流的处理原则是：①通过封堵器的残余分流，一般不需要处理，随着封堵器的内皮化，会自行闭合，但需注意观察有无溶血发生。②在封堵器覆盖范围以外部分发现束状的分流，且分流大于 5 mm 应考虑再置入一枚封堵器，保证完全封堵；如缺损小于 5 mm，可暂时不处理。

（四）心律失常

术中由于手术操作对心脏的刺激，常会发生各种心律失常，包括室上性心动过速、窦性心动过缓和室性早搏等，一般不需特殊处理，停止刺激后心律将恢复。封堵器置入后，其对房室结及其周围组织摩擦会造成暂时性水肿，可导致房室结功能障碍或减退，加上血流动力学变化对心脏组织电生理特性产生不良影响，患者可能会出现窦性心动过缓、房室传导阻滞、房性早搏或室性早搏等心律失常，发生率约为2%～4%。多数患者上述心律失常呈一过性，个别患者可持续数小时甚至更长时间。因此，ASD封堵术后3个月内应注意避免剧烈活动，减少封堵器对周围组织的刺激。若出现传导阻滞，必要时可置入临时或永久起搏器治疗，部分患者取出封堵器后心律失常消失。

（五）头痛或偏头痛

其发生率约为7%，疼痛的表现因人而异，有的伴恶心、呕吐、耳鸣、听力下降或肢体麻木；多发生于封堵器选择过大致其表面不能形成完整的内皮化，或为术后抗血小板治疗不够或存在阿司匹林抵抗，导致微小血栓形成并脱落、阻塞脑血管所致。故ASD介入治疗术后抗血小板治疗最少半年，对于封堵器直径大于30 mm，或者有症状的患者，应根据病情决定是否加用氯吡格雷加强抗血小板治疗或改用华法林抗凝治疗。

（六）封堵器侵蚀

为ASD封堵术严重并发症，发生率约0.1%～0.5%，如为主动脉-右心房瘘，患者可出现心脏连续性杂音；如封堵器侵蚀至心脏外，患者可有心包积液。其原因可能为缺损残端较短而封堵器偏大，置入的封堵器与主动脉和心房壁摩擦引起，故应严格掌握适应证，对缺损较大、残端较短者不可强行置入封堵器。一旦出现上述并发症，通常应外科手术取出封堵器并行相应治疗。

（七）出血或血栓栓塞

为抗凝相关并发症，出血包括胃肠道及颅内出血；左心房的封堵器表面形成血栓，可引起全身的血栓栓塞，如外周动脉栓塞、视网膜动脉栓塞等。国内报道血栓栓塞并发症的发生率较低，术中和术后应用肝素及抗血小板药物抗凝，可减少血栓栓塞并发症。对直径较大ASD，封堵术后6个月内应加强超声随访，以便及时发现封堵器表面血栓。一旦发现血栓，应加强抗凝治疗，如血栓移动度较大，有发生脱落危险者，应考虑行外科治疗。血栓形成多发生在左心房的封堵器表面，可引起全身的血栓栓塞，如外周动脉栓塞、视网膜动脉栓塞等。围术期应合理应用肝素及抗血小板药物，根据患者的情况个体化治疗。如发生出血相关表现，应停用抗凝药物并进行对症处理。

（八）溶血

此并发症罕见，多为置入大型封堵器后，血细胞在封堵器内流动致其破坏所引起。如发现尿液呈茶色或出现进行性贫血，应停用阿司匹林等抗血小板药物，促进封堵器表面血栓形成，给予大剂量激素稳定细胞膜，减少细胞碎裂。

九、病例演示

病例 1 典型 ASD 患者在单纯经胸超声引导下经股静脉介入封堵治疗 ASD（视频 4-1）

患者，男，34 岁，68 kg，四肢血氧饱和度（SPO₂）99%。因查体发现心脏杂音 1 周入院。患者 1 周前因常规体检发现心脏杂音。儿时易感冒，平素活动后易疲乏，无发绀。行心电图检查未见明显异常。X 线胸片显示肺血多型先天性心脏病，ASD 可能性大。心脏超声检查提示：先天性心脏病：ASD（14 mm×9 mm，中央型），各边缘均大于 7 mm。左心室舒张末径 45 mm，射血分数 63%。

分析：患者年龄 34 岁，术中可以配合操作，术前经胸超声显示声窗好，ASD 14 mm×9 mm，且 ASD 各边缘好，是经皮介入封堵的最佳适应证，故拟行局麻下单纯经胸超声引导经股静脉介入封堵治疗 ASD。

术中过程：手术在普通心脏外科手术室进行，局麻。测量右锁骨中线第 3 肋间至右股静脉穿刺点距离，并在导管及导丝上标记。于患者脐部以下、膝盖以上消毒铺单。穿刺右侧股静脉，置入动脉鞘管，静脉注射肝素 80 U/kg。经动脉鞘管送入 6 F 多功能导管及超声专用引导导丝，在超声引导下将导管及导丝送过 ASD，退出导管及动脉鞘管。沿超声专用引导导丝将 12 F 输送鞘送至左心房，退出导丝及输送鞘内芯后，在超声监测下送入 22 mm ASD 封堵器进行封堵。封堵器安置成功后，超声在主动脉短轴切面、心尖四腔心切面和剑突下切面确认封堵器对二尖瓣、肺静脉及冠状静脉窦等周围组织无影响，位置及形态良好后释放封堵器。拔出长鞘、缝合穿刺点后压迫止血，加压绷带包扎。患者术后直接转回普通病房。

↑扫描收看视频 4-1

病例 2 主动脉侧边缘不足的大型 ASD 患者在单纯经胸超声引导下经股静脉介入封堵治疗（视频 4-2）

患者，男，3 岁半，15 kg，四肢 SPO₂ 99%。因查体发现心脏缺损 2 年入院。患者 2 年前因感冒后查体发现心脏缺损。平常易感冒，无发绀及晕厥。行心电图示：窦性心律，右心房、右心室增大，不完全性右束支传导阻滞。X 线胸片显示右心房、右心室增大，肺血多，肺动脉段突出，ASD 可能性大。心脏超声检查提示：先天性心脏病：ASD（13 mm，中央型），主动脉侧无边缘，余各边缘均大于 7 mm。左心室舒张末径 30 mm，射血分数 63%。

分析：患者术前经胸超声显示声窗较好，ASD 13 mm，主动脉侧无边缘，余各边缘均大于 7 mm，有经皮介入封堵指征。由于缺损较大且主动脉侧无边缘，需准备使用肺静脉释放法。

术中过程：手术在普通心脏外科手术室进行，全身麻醉，保留自主呼吸。测量右锁骨中线第 3 肋间至右股静脉穿刺点距离，并在导管及导丝上标记。于患者脐部以下、膝盖以上消毒铺单。穿刺右侧股静脉，置入动脉鞘管，静脉注射肝素 80 U/kg。经动脉鞘管送入 6 F 多功能导管及超硬导丝，在超声引导下将导管及导丝送过 ASD，退出导管及动脉鞘管。沿超硬导丝将 10 F 输送鞘送至左心房，退出导丝及输送鞘内芯后，在超声监测下送入 18 mm ASD 封堵器进行封堵。但在常规方法放置封堵器过程中，由于主动脉侧无边及输送鞘与房间隔垂直，所以封堵器反复脱入右心房内，故使用肺静脉释放法，在超声引导下将输送鞘插入右上肺静脉内，超声可以很好地帮助控制插入深度，固定推送杆后撤，输送鞘部分释放封堵器左侧面于肺静脉内，利用肺静脉对封堵器的牵拉及固定作用，缓慢释放并拉伸封堵器腰部，当腰部通过 ASD 进入右心房面 1/2 即快速释放封堵器并使其头端从肺静脉内弹出，并配合左心房面夹住房间隔，封堵器安置成功后，超声在主动脉短轴切面、心尖四腔心切面和剑突下切面确认封堵器对二尖瓣、肺静脉及冠状静脉窦等周围组织无影响，位置及形态良好后释放封堵器。拔出长鞘、缝合穿刺点后压迫止血，加压绷带包扎。患者清醒后直接转回普通病房。

↑扫描收看视频 4-2 ↑

病例 3 多发性 ASD 患者在单纯经胸超声引导下经股静脉介入封堵治疗（视频 4-3）

患者，女，45 岁，58 kg，四肢 SPO$_2$ 99%。因查体发现心脏杂音 1 年入院。患者 1 年前因常规查体发现心脏杂音。平时不易感冒，无明显活动后气促等表现，无发绀及晕厥。行心电图示：窦性心律，右心房、右心室增大。胸部 X 线片显示右心房、右心室增大，肺血多，ASD 可能性大。心脏超声检查提示：先天性心脏病，ASD（中央型多发孔），16 mm×10 mm 范围内房间隔软，有多个分流口，最大约 7 mm。左心室舒张末径 41 mm，射血分数 62%。

分析：患者 ASD 有多个分流口，房间隔边软，形成膨出瘤，需尽量从房间隔中部的缺损进行封堵，但多发孔患者封堵可能会存在残余分流，需向患者及家属解释病情，拟先行局麻下单纯经胸超声引导经股静脉介入封堵治疗 ASD。如果残余分流较大或者患者缺损条件不适合封堵治疗，需做常规外科手术准备。

术中过程：穿刺点局麻。测量右锁骨中线第 3 肋间至右股静脉穿刺点距离，并在导管及导丝上标记。于患者脐部以下、膝盖以上消毒铺单。穿刺右侧股静脉，置入动脉鞘管，静脉注射肝素 80 U/kg。经动脉鞘管送入 6 F 多功能导管及超硬导丝，在超声引导下将导管及导丝送过房间隔中部的 ASD，可以用彩色多普勒帮助判断导管是否在大孔内，退出导管及动脉鞘管。沿超硬导丝将 12 F 输送鞘送至左心房，退出导丝及输送鞘内芯后，在超声监测下送入 26 mm ASD 封堵器进行封堵。封堵器位置歪斜，且没有覆盖主动脉侧膨出瘤。故撤出封堵器，在超声引导下将输送鞘置于稍靠近主动脉侧的 ASD，并且更换为 28 mm 封堵器再次释放，封堵器位置、形态良好，封堵器释放后残余分

↑扫描收看视频 4-3 ↑

流消失，房间隔软边被封堵器覆盖，且对二尖瓣、肺静脉及冠状静脉窦等周围组织无影响。拔出长鞘、缝合穿刺点后压迫止血，加压绷带包扎。患者术后直接转回普通病房。

病例 4 房间隔膨出瘤合并 ASD 患者在单纯经胸超声引导下经股静脉介入封堵治疗（视频 4-4）

患者，男，3 岁，13 kg，四肢 SPO_2 100%。因查体发现缺损 6 个月入院，患者 6 个月前因感冒在外院行超声检查发现 ASD，平时尚不易感冒，无明显活动后气促等表现，无发绀及晕厥。行心电图示：窦性心律。X 线胸片未见明显异常。心脏超声检查提示：先天性心脏病，ASD（6 mm），房间隔膨出瘤（范围约 11 mm）。左心室舒张末径 28 mm，射血分数 68%。

分析：患者虽然心房水平分流不大，但合并膨出瘤，且符合介入治疗条件，故拟行单纯经胸超声引导下经股静脉介入封堵治疗，需做常规外科手术准备。

术中过程：手术在普通心脏外科手术室进行，全身麻醉，保留自主呼吸。测量右锁骨中线第 3 肋间至右股静脉穿刺点距离，并在导管及导丝上标记。于患者脐部以下、膝盖以上消毒铺单。穿刺右侧股静脉，置入动脉鞘管，静脉注射肝素 80 U/kg。经动脉鞘管送入 6 F 多功能导管及超硬导丝，在超声引导下将导管及导丝送过 ASD，退出导管及动脉鞘管。沿超硬导丝将 9 F 输送鞘送至左心房，退出导丝及输送鞘内芯后，在超声监测下送入 15 mm ASD 封堵器进行封堵。封堵器位置、形态良好，房间隔膨出瘤基本被封堵器覆盖，且对二尖瓣、肺静脉及冠状静脉窦等周围组织无影响。拔出长鞘、缝合穿刺点后压迫止血，加压绷带包扎。患者术后清醒后直接转回普通病房。

↑ 扫描收看视频 4-4 ↑

病例 5 卵圆孔未闭患者在单纯经食管超声引导下经股静脉介入封堵治疗（视频 4-5）

患者，女，32 岁，68 kg，四肢 SPO_2 100%。因偏头痛 2 年入院。患者 2 年前无明显诱因出现偏头痛，无发绀及晕厥。行心电图检查示：窦性心律，右心房、右心室增大。X 线胸片未见明显异常。经胸超声检查提示：静息状态下心内结构未见明显异常。经食管超声检查提示：先天性心脏病，卵圆孔未闭。发泡试验结果阳性。

分析：患者为中年女性，因体重较大，声窗较差，静息状态下经胸超声未见明显分流，为保证术中操作确切，且需明确卵圆孔未闭位置，故拟行全麻气管插管下单纯经食管超声引导下经股静脉介入封堵治疗卵圆孔未闭。

术中过程：手术在普通心脏外科手术室进行，患者全身麻醉，气管插管，置入经食管超声探头，测量卵圆孔未闭约 3 mm，边缘稍软，符合经皮介入指征。测量右锁骨中线第 3 肋间至右股静脉穿刺点距离，并于术中在导管及导丝上标记。于患者脐部以下、膝盖以上消毒铺单。穿刺右侧股静脉，置入动脉鞘管，静脉注射肝素 80 U/kg。

经动脉鞘管送入 6 F 多功能导管及超硬导丝，在超声引导下将导管及导丝送过未闭卵圆孔，退出导管及动脉鞘管。沿超硬导丝将 10 F 输送鞘送至左心房，退出导丝及输送鞘内芯后，在超声监测下送入 16 mm ASD 封堵器进行封堵。封堵器安置成功后，超声在主动脉短轴切面、四腔心切面确认封堵器对二尖瓣、主动脉窦等周围组织无影响，位置及形态良好后释放封堵器。拔出长鞘、缝合穿刺点后压迫止血，加压绷带包扎。术后于恢复室拔除气管插管，患者清醒后转回普通病房。

↑扫描收看视频 4-5 ↑

病例 6 卵圆孔未闭患者在单纯经胸超声引导下经股静脉介入封堵治疗（视频 4-6）

患者，女，48 岁，55 kg，四肢 SPO_2 99%。因腔隙性脑梗死后发现卵圆孔未闭 2 个月入院。患者 2 个月前突发右侧肢体麻木，脑部核磁提示腔隙性脑梗死。发泡试验结果阳性。心电图和 X 线胸片未见明显异常。经胸超声检查提示：静息状态下心内结构未见异常。经食管超声检查提示：先天性心脏病，卵圆孔未闭。

分析：患者经胸超声提示声窗好，拟局麻＋镇静，行单纯经胸超声引导下经股静脉介入封堵治疗卵圆孔未闭。

术中过程：手术在普通心脏外科手术室进行，局麻＋镇静，经胸超声测量卵圆孔未闭约 4 mm，边缘稍软，符合经皮介入手术指征。测量右锁骨中线第 3 肋间至右股静脉穿刺点距离，并于术中在导管及导丝上标记。于患者脐部以下、膝盖以上消毒铺单。穿刺右侧股静脉，置入动脉鞘管，静脉注射肝素 80 U/kg。经动脉鞘管送入 6 F 多功能导管及超硬导丝，在超声引导下将导管及导丝送过未闭卵圆孔，退出导管及动脉鞘管。沿超硬导丝将 10 F 输送鞘送至左心房，退出导丝及输送鞘内芯后，在超声监测下送入 30 mm×30 mm PFO 封堵器进行封堵。封堵器安置成功后，超声在主动脉短轴切面、四腔心切面确认封堵器对二尖瓣、主动脉窦等周围组织无影响、位置及形态良好后释放封堵器。拔出长鞘、缝合穿刺点后压迫止血，加压绷带包扎。术后转回普通病房。

↑扫描收看视频 4-6 ↑

参考文献

［1］潘湘斌，逄坤静，胡盛寿，等．经食管超声心动图引导下介入治疗房间隔缺损幼儿的有效性和安全性．中华心血管病杂志，2013，41（9）：744-746.

［2］潘湘斌，李守军，胡盛寿，等．经胸超声心动图引导房间隔缺损封堵术的可行性．中华心血管病杂志，2014，42（9）：744-747.

［3］Pan X B，Ou-Yang W B，Pang K J，et al. Percutaneous closure of atrial septal defects under transthoracic echocardiography guidance without fluoroscopy or intubation in children. J Interv Cardiol，2015，28（4）：390-395.

［4］Ewert P，Berger F，Daehnert I，et al. Transcatheter closure of atrial septal defects without fluoroscopy：feasibility of a new method. Circulation，2000，101（8）：847-849.

［5］中华医学会心血管内科分会，中国医师协会心血管内科分会 . 卵圆孔未闭预防性封堵术中国专家共识 . 中国循环杂志，2017，32（3）：209-214.

第五章

单纯超声引导经颈静脉介入封堵治疗房间隔缺损

经股静脉介入封堵是治疗继发孔中央型房间隔缺损（ASD）的首选方法。该技术无需开胸及体外循环，特别是随着单纯超声引导下经股静脉介入封堵 ASD 技术逐渐开展并成熟，已经实现了"不开刀，不使用放射线"治疗 ASD。但是，年幼患者股静脉纤细，限制了该技术的临床应用。由于年幼患儿的颈静脉直径比股静脉粗，所以经颈静脉途径进行 ASD 封堵可以克服年龄及体重的限制。本章将介绍单纯超声引导经颈静脉介入封堵治疗 ASD 的技术及方法。

一、适应证和禁忌证

（一）适应证

（1）年龄 ≥ 3 个月，3 kg ≤ 体重 ≤ 10 kg。

（2）缺损直径 ≥ 5 mm，伴右心容量负荷增加的中央型房间隔缺损。

（3）缺损边缘至冠状静脉窦、上/下腔静脉及肺静脉的距离 ≥ 5 mm，至房室瓣 ≥ 7 mm。

（4）房间隔的直径＞所选用封堵伞左心房侧的直径。

（5）合并解剖异常的 ASD，如合并下腔静脉缺如、下腔静脉滤器置入术后等。

（6）主动脉侧缺损无边，但其他方向边缘充足。

（二）禁忌证

（1）原发孔型 ASD 及静脉窦型 ASD。

（2）心内膜炎及出血性疾患。

（3）封堵器安置处有血栓存在，导管插入处有静脉血栓形成。

（4）严重肺动脉高压导致右向左分流。

（5）伴有与 ASD 无关的严重心肌疾患或瓣膜疾病。

（6）近 1 个月内患感染性疾病，或感染性疾病未能控制者。

（7）合并需外科处理的其他心脏畸形。

（三）患者选择

与经股静脉途径相比，经颈静脉途径穿刺风险大、手术台头侧操作空间小，而且无菌单覆盖患者头颈部，患者必须气管插管以保障气道安全，所以无论超声引导还是传统放射线引导，目前介入治疗均以股静脉为主要途径。由于 10 kg 以上的患儿可以经股静脉使用 10 ～ 12 F 的鞘管，所以经颈静脉途径仅用于体重偏小或增长缓慢、房间隔缺损较大、患者不能等待的病例。

二、手术方法（图 5-1）

手术在普通心脏外科手术室进行，患者全身麻醉，气管插管，置入经食管超声探头。测量穿刺点到右侧第 3 肋间的距离，标记为工作距离并于术中在导管及导丝上标记。于唇部以下、乳头以上消毒铺单。穿刺右侧颈静脉，置入 6 F 动脉鞘管，静脉注射肝素 80 U/kg。经动脉鞘管送入 6 F 多功能导管及超硬导丝，在超声引导下将导管及导丝送过 ASD，如果多功能导管通过房间隔缺损困难，可以适当修剪猪尾导管，利用其弧度引导导丝通过房间隔缺损。导丝通过房间隔缺损后退出导管及动脉鞘管，

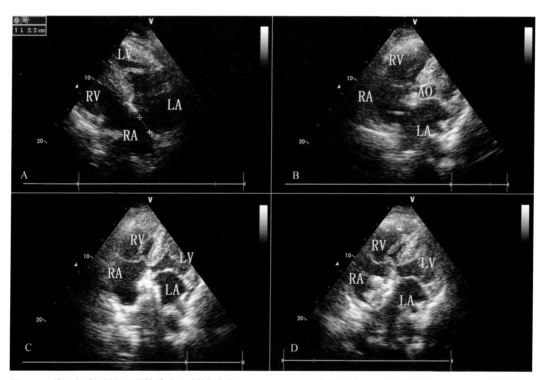

图 5-1 单纯超声引导经颈静脉介入封堵治疗 ASD。**A**. ASD 术前形态；**B**. 导管通过 ASD；**C**. 封堵器双侧伞盘释放后形态；**D**. 封堵器完全释放后形态。LA：左心房；RA：右心房；LV：左心室；RV：右心室；AO：主动脉

保留导丝于左心房内。沿超硬导丝将 45°弯头的输送鞘送至左心房，退出导丝及输送鞘内芯后，在超声监测下送入 ASD 封堵器进行封堵。封堵器安置成功后，超声确认封堵器对周围组织无影响、位置及形态良好后释放封堵器。拔出长鞘、缝合穿刺点后压迫止血，加压绷带包扎。术后于手术室或恢复室拔除气管插管，病情平稳后转回普通病房。

部分病例可以使用调弯鞘管进行经颈静脉封堵。可调弯鞘管的头部可以在操纵器的控制下，以 0°～90°弯曲改变导管开口方向，早期主要用于主动脉腔内治疗，鞘管长度 100～150 cm，由于经颈静脉插入体内时，手术床头部空间较腿部空间短，所以长鞘管操作不便，目前已经有长度 30～50 cm 的短型可调弯鞘应用于临床。将可调弯鞘沿短导丝经颈静脉插入体内，深度达到工作距离后，退出导丝及扩张器，此时导管应位于右心房中部，轻轻顺时针旋转鞘管尾部的操纵器，使导管头部逐渐弯曲，并再轻轻转动鞘管，使超声能够辨认鞘管弯曲的方向，调整鞘管深度及弯度，使其通过房间隔缺损，沿该鞘管送入封堵器进行封堵。封堵器安置成功后，超声确认封堵器对周围组织无影响、位置及形态良好后释放封堵器。旋转操纵器，使可调弯鞘头部伸直，拔出该鞘管、缝合穿刺点后压迫止血，加压绷带包扎。

三、术后处理

术后穿刺点绷带加压压迫 4 h，卧床 12 h。静脉予抗生素 1～2 天预防感染，当天每 12 h 予低分子肝素皮下注射抗凝，术后每日口服阿司匹林 3～5 mg/kg 半年。

四、手术并发症及处理

（一）非体外循环心脏外科手术并发症、封堵器脱落及移位、残余分流、心律失常等并发症

同单纯超声引导下经股静脉介入封堵治疗房间隔缺损。

（二）穿刺部位血肿

由于静脉系统压力较低，一般情况下不会出现血肿，发生血肿多为穿刺到动脉，压迫止血不当所致。颈部组织疏松，按压困难，且出现血肿后不易压迫止血，故应注意预防。首先，刚开展该技术时可由操作熟练的麻醉医生使用 20 号套管针在手术前完成颈静脉穿刺；其次，尽量选择小的鞘管进行操作；最后，在鞘管拔除后对穿刺点可进行"8"字缝合并压迫足够时间。一般小的血肿可不用特殊处理，能够自行吸收；较大的血肿应立即压迫穿刺处并挤出淤血。应该严格掌握使用可调弯鞘管的指征，因为可调弯鞘管为能调整弯度而设计了特殊的环形钢丝，所以可调弯鞘管的管壁较粗，其外径远远大于内径，增加血管损伤、血肿的风险，也抵消了颈静脉比股静脉粗的优势。

（三）心律失常及三尖瓣损伤

从颈静脉途径进行操作时，导管导丝进入右心房后，其方向直接朝向三尖瓣及 Koch 三角区，端孔导管容易刺激房室结造成严重房室传导阻滞，亦有损伤三尖瓣腱索的风险。使用可调弯鞘时尤其需要注意该风险，因为此类鞘管直径粗，管体僵硬，调整鞘管头部弯度时尤其容易损伤房室结及三尖瓣。推荐使用猪尾导管进行心内操作，其头部为呈弧度弯曲，而且导管相对柔软，遇到障碍时可以弯曲，不会出现戳伤。

五、病例演示

病例　单纯超声引导下经颈静脉介入封堵治疗幼儿 ASD（视频 5-1）

患者，女，1 岁 8 个月，9 kg，四肢 SPO_2 100%。因查体发现心脏缺损 1 年入院。平时易感冒，生长发育偏差，无发绀。行心电图检查示窦性心律，右心房、右心室增大。X 线胸片显示肺血多型先天性心脏病，ASD 可能性大。心脏超声检查提示：先天性心脏病，ASD（9 mm，中央型），主动脉侧边缘短，其对侧房后壁边缘 6 mm，上下腔边缘好，都大于 7 mm。左心室舒张末径 23 mm，射血分数 67%。

分析：患者年龄 1 岁 8 个月，体重仅 9 kg，发育明显滞后，缺损 9 mm，各边缘情况适合行经皮介入封堵，可能选择 15 mm 左右的封堵器，可能需要使用 10 F 输送鞘管，造成股静脉血管并发症发生率大，故拟行全麻单纯超声引导下经颈静脉介入封堵治疗 ASD。

术中过程：手术在普通心脏外科手术室进行，患者全身麻醉，气管插管。测量穿刺点到右侧第 3 肋间的距离，并于术中在导管及导丝上标记。于唇部以下、乳头以上消毒铺单。穿刺右侧颈静脉，置入 6 F 动脉鞘管，静脉注射肝素 80 U/kg。经动脉鞘管送入 6 F 多功能导管及导丝，在超声引导下将导管及导丝送过 ASD，退出导管及动脉鞘管。沿导丝将 9 F 输送鞘送至左心房，退出导丝及输送鞘内芯后，在超声监测下送入 14 mm ASD 封堵器进行封堵。封堵器安置成功后，超声确认封堵器对周围组织无影响、位置及形态良好后释放封堵器。拔出长鞘、缝合穿刺点后压迫止血，加压绷带包扎。术后于手术室拔除气管插管，病情平稳后转回普通病房。

↑扫描收看视频 5-1 ↑

参考文献

［1］Seshagiri RD，Patnaik AN，Srinivas B. Percutaneous closure of atrial septal defect via transjugular approach with Blockaid device in a patient with interrupted inferior vena cava. Cardiovasc Interv Ther，2013，28（1）：63-65.

［2］Xu B，Zaman S，Harper R. Successful closure of a large secundum atrial septal defect via the transjugular approach after failed transfemoral approach. Int J Cardiol，

2015，186：322-324.

[3] Sullebarger JT，Sayad D，Gerber L，et al. Percutaneous closure of atrial septal defect via transjugular approach with the Amplatzer septal occluder after unsuccessful attempt using the CardioSEAL device. Catheter Cardiovasc Interv，2004，62（2）：262-265.

第六章

单纯超声引导经股动脉介入封堵治疗膜周部室间隔缺损

膜周部室间隔缺损是最常见的室间隔缺损类型，约占全部室间隔缺损的 70% 左右。膜周部室间隔缺损的治疗方法包括经典的外科修补手术和较晚出现的经皮封堵术。经皮封堵治疗室间隔缺损首先由 Lock 等在 1988 年报道，但是在这项技术开展的早期，由于并发症较多，尤其是传导阻滞发生率较高，其推广应用受到较大限制。近年来，随着经导管技术的不断发展和封堵设备的不断改良，在多个关于经皮室间隔缺损封堵术的临床研究中，其并发症发生率较早期明显减少。近期的一项随机对照研究表明，在平均 2 年的随访中，经皮室间隔缺损封堵术和传统外科修补手术相比，具有相似的安全性和有效性，同时具备了创伤小、避免体外循环、术后恢复快、住院时间短、费用低等优势。但是目前经皮室间隔缺损封堵术需要在放射线引导下完成，无论术者还是患者都难以避免放射线的照射，另外术中造影使用的对比剂可能引起患者肾损伤或过敏反应，增加并发症的发生率。超声心动图作为一种无创性影像检查手段，具有实时显示瓣膜功能、测量血流流速、压差等优点，目前在房间隔缺损、动脉导管未闭等结构性心脏病的介入治疗中发挥着越来越重要的作用。我们在临床中发现超声心动图引导下进行经皮室间隔缺损也是安全可行的。

一、解剖特点

膜周部室间隔缺损是最常见的一种室间隔缺损，多由于左、右侧心球嵴或心内膜垫发育不良或未完全融合所致，小的膜周部室间隔缺损限于室间隔膜部，大的膜周部缺损可累及室上嵴、窦部。膜周部缺损后上缘与三尖瓣及主动脉右冠窦毗邻，房室束穿经右纤维三角，沿缺损下缘前行并分为左、右束支。当缺损靠后位于右心室流入道时，房室束紧邻缺损边缘。当缺损前移至右心室流出道时，房室束距离缺损边缘较远。三尖瓣腱索可横跨缺损，使缺损形成两个孔隙。三尖瓣隔瓣可覆盖大部分缺损，并与缺损周围组织粘连，参与形成室间隔膜部瘤缺损。因此，在行膜周部室间隔缺损封堵时，要注意封堵系统与主动脉瓣、传导组织、三尖瓣及其腱索的关系。避免导丝及输送鞘对缺损周围组织的压迫和刺激，选择合适的封堵器可预防和减少传导阻滞及瓣膜反流的发生。

二、病理生理

室间隔缺损的病理生理学与其分流量的大小及方向关系密切。患儿出生后肺血管阻力下降，左心室压力高于右心室，室间隔缺损的存在为血液左向右分流提供了通道，血液进入右心室，导致右心容量负荷增加，进一步进入肺循环的血量增加，可引起肺肌性动脉和小动脉的内膜及中膜增生，导致管腔狭窄，形成肺动脉高压。当肺循环阻力增大，接近或超过体循环阻力，右心室压力接近或高于左心室，血液通过室间隔缺损形成双向或右向左分流，形成艾森门格综合征，临床上出现发绀及右心衰竭症状。对于小的室间隔缺损，又称限制型室间隔缺损，直径小于 5 mm 或小于主动脉开口直径的一半，上述过程进展较慢，一般不会在 1 ~ 2 岁发生。对于大的室间隔缺损即直径大于 10 mm 或接近主动脉开口直径，上述过程最早可在出生后数月发生。

三、适应证和禁忌证

（一）适应证

（1）有血流动力学异常的单纯性膜周部 VSD，直径＞ 3 mm，＜ 10 mm。

（2）VSD 上缘距主动脉右冠瓣 ≥ 2 mm，无主动脉右冠瓣脱入 VSD 及主动脉瓣反流。

（3）年龄≥ 2 岁，体重≥ 10 kg。

（二）禁忌证

（1）感染性心内膜炎。

（2）严重肺动脉高压出现右向左分流。

（3）合并需要外科手术处理的其他心脏畸形。

（4）对位不良型室间隔缺损。

（5）巨大室间隔缺损，直径大于 10 mm。

（6）主动脉骑跨于室间隔缺损上方。

（7）主动脉瓣脱垂，主动脉瓣轻度以上反流。

四、术前准备

1.术前检查　血常规、生化全套、凝血功能、常规体格检查、心电图、胸片、经胸超声心动图；超声在四腔心、大动脉长轴等切面仔细观察室间隔缺损的数量、大小，是否形成膜部瘤，室间隔缺损与主动脉瓣的距离，主动脉瓣是否有脱垂，主动脉瓣、三尖瓣反流情况。

2.术前备皮、备血，术前 8 h 禁食、6 h 禁水。

3.签署知情同意书。

五、手术方法及注意事项

1.患者在术前再次行超声心动图检查，确认室间隔缺损的位置并测量直径。患者取仰卧位，局部麻醉或保留自主呼吸的全身麻醉，经胸超声心动图提供引导。在此项技术开展早期，为保证患者安全可同时消毒股动脉穿刺区及胸骨正中区域，为经胸小切口封堵或行外科手术做好准备，经胸超声图像不清楚的患者同时需要全麻、气管插管及颈静脉置管，以使用经食管超声引导，经食管超声图像比经胸超声图像清晰，便于引导操作。患者需接受肝素化（80 U/kg）处理，见图6-1。

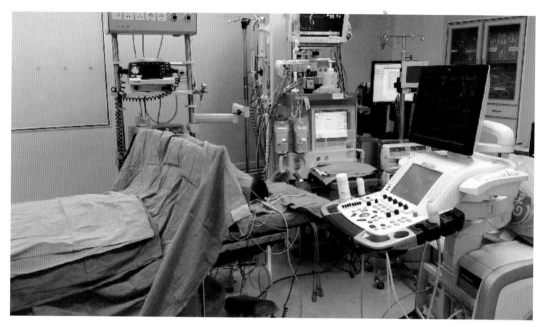

图 6-1　术中手术室布局图

2.测量胸骨左缘第2肋间至右侧股动脉穿刺点的距离，作为工作距离。穿刺右侧股动脉，置入5 F动脉鞘，根据超声主动脉长轴切面的室间隔缺损分流方向，部分修剪5 F猪尾导管，使其头部呈1/3～1/2圆弧，见图6-2。

3.经动脉鞘送入5 F猪尾导管及导丝。从股动脉穿刺处到降主动脉为超声引导的盲区，输送导管和导丝务必轻柔，切忌盲目输送导丝。可以将导丝伸出导管2～3 cm后同时输送。

4.当导管和导丝的输送距离达到工作距离时，超声心动图经胸骨上窝显示主动脉弓长轴切面，旋转导管可帮助发现导管的位置，将导丝及猪尾导管送达升主动脉，调整猪尾导管方向，使其开口朝向主动脉弓小弯侧，轻轻推送导丝，即可进入升主动脉。沿导丝推送导管进入升主动脉后，退出导丝，超声以胸骨旁切面显示升主动脉长轴，在超声引导下，旋转推送导管，引导导管通过主动脉瓣进入左心室，注意动作轻柔，切忌暴力

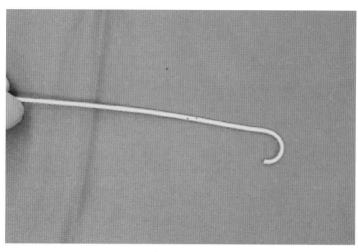

图 6-2 猪尾导管修剪后形态

以免损伤主动脉瓣。

5. 导管进入左心室后，调整猪尾导管方向，使其开口朝向缺损（见图 6-3），显示主动脉长轴切面或五腔心切面，轻轻推送将导丝经 VSD 进入右心室内，此过程为关键步骤，应注意结合推送导丝的阻力判断导丝是否顶住室间隔，并在超声引导下调整导丝方向，出现明显落空感时，受超声切面的限制，有时候并不能准确判断导丝是否通过室间隔缺损，应通过四腔心切面在右心室寻找导丝，确定导丝是否通过缺损（见图 6-4）。

6. 根据术前超声测量的缺损直径，加 1 ～ 2 mm 选择封堵器及相应的输送系统。

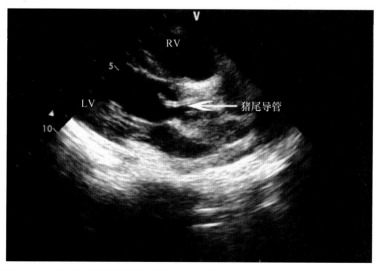

图 6-3 导管进入左心室后，调整猪尾导管方向，使其开口朝向缺损。RV：右心室；LV：左心室

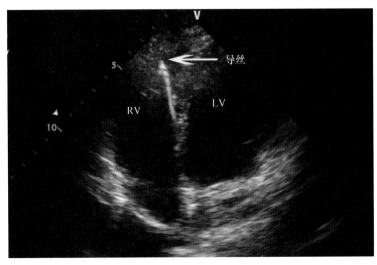

图 6-4　通过四腔心切面在右心室寻找导丝，确定导丝是否通过缺损。RV：右心室；LV：左心室

7. 退出猪尾导管，并用工作距离法标记猪尾导管曾经插入体内的深度。沿导丝送入输送鞘，输送鞘送入深度比猪尾导管插入深度长 2 ～ 4 cm，超声即可发现导管通过室间隔缺损进入右心室，退出输送鞘内芯及导丝，沿输送鞘送入封堵器。于右心室内释放封堵器伞盘，后撤输送系统，使伞盘紧贴缺损右心室开口（见图 6-5），若后撤途中遇到阻力，可能伞盘被三尖瓣腱索阻碍，此时应收回伞盘，将输送鞘稍回撤，使其头端刚刚通过缺损进入右心室，再次释放封堵器右侧伞盘。当封堵器右侧伞盘确认紧贴缺损右心室开口后，后撤输送鞘，释放封堵器左心室面。

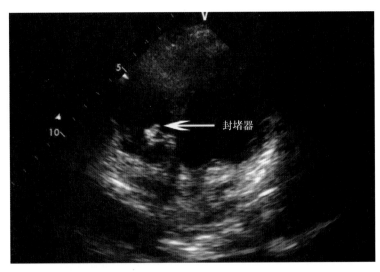

图 6-5　于右心室内释放封堵器伞盘，后撤输送系统，使伞盘紧贴缺损右心室开口。箭头指向封堵器右心室侧伞盘

8.以超声心动图显示多个切面如主动脉长轴、四腔心切面评价封堵器形态以及是否远离主动脉瓣，以多普勒超声检查有无残余分流、三尖瓣是否有新发反流或既往反流加重。由于封堵器输送钢缆通过主动脉瓣连接封堵器，所以在封堵器释放前，主动脉瓣会出现反流，因此重点在于用二维超声观察主动脉瓣瓣叶根部是否受封堵器压迫，如果没有压迫，释放封堵器后，主动脉瓣反流即可消失。

9.若封堵效果满意，逆时针旋转输送杆释放封堵器，撤出输送系统，超声再次评估封堵器形态、位置及主动脉瓣功能。如果情况良好，予以压迫止血，绷带包扎。

六、术后处理

1.术后沙袋加压包扎 6 h，卧床 24 h，可适当镇静，保持患者安静。

2.术后复查 ACT，ACT 小于 180 s 后开始普通肝素（250 U/kg）加入 24 ml 生理盐水中，0.5 ～ 1 ml/h 泵入持续至术后第一天晨 6 点。

3.术后第一天口服阿司匹林 3 ～ 5 mg/kg，持续 6 个月。

4.术后 24 h 内复查超声心动图、心电图、X 线胸片。

5.术后常规给予抗生素抗感染。

6.术后 1、3、6 个月复查超声心动图、心电图。

七、并发症及处理

（一）封堵器脱落栓塞和封堵器移位

封堵器脱落栓塞或移位罕有发生。封堵器可能脱落到左心室、主动脉、右心室、肺动脉，可使用圈套器经皮取出或行外科手术取出。术后早期可给予患者适当镇静类药物，术后半年内禁止剧烈活动。

（二）外周血管损伤

超声心动图引导经股动脉行室间隔缺损封堵术不需行股静脉穿刺，避免了股静脉穿刺的损伤。行股动脉穿刺时，应严格按照改良 Seldinger 穿刺法进行。从股动脉穿刺处送入导管及导丝到升主动脉这一过程是超声心动图监测盲区，务必动作轻柔，送入过程中若感到阻力增大，切勿盲目用力，应稍退回再次尝试。

（三）三尖瓣反流

超声心动图引导经股动脉行室间隔缺损封堵术不需要从股静脉送入圈套器建立股静脉-室间隔缺损-动脉轨道，避免了此过程中对三尖瓣及其腱索的潜在损伤。在释放封堵器右侧伞盘后，回撤覆盖伞盘的过程中若遇到阻力，可能是伞盘被三尖瓣腱索阻挡，此时应收回伞盘，回撤输送鞘管，使其头端刚通过室间隔缺损进入右心室时，再次释放封堵器右侧伞盘。对于术前存在三尖瓣反流的患者，释放封堵器后三尖瓣反流应无明显增加，否则应重新释放。

（四）主动脉瓣反流

预防主动脉瓣反流最重要的措施是术前患者的选择，缺损边缘距主动脉瓣的距离应大于 2 mm。另外，在释放封堵器前，仔细评估封堵器左侧伞盘和主动脉瓣的位置关系尤为重要。

（五）传导阻滞

封堵器对膜周部缺损周围组织的压迫引起的周围组织的水肿、炎症反应，继而发生纤维化被认为是导致传导束功能障碍的主要原因。右束支传导阻滞是膜周部缺损封堵术后最常见的传导功能障碍，完全性房室传导阻滞是经皮室间隔缺损封堵术后最严重的并发症，文献报道发生率为 0% ～ 22%。发生封堵相关的传导阻滞的危险因素有：低体重和使用过大的封堵器，但并不确切。一般推荐使用比缺损直径大 1 ～ 2 mm 的封堵器。回顾文献报道发现，使用改进的封堵器，如增加封堵器腰高或使用导管封堵器或其他新型封堵器（如 Nit-Occlud®Lê 室间隔缺损封堵器和 Amplatzer2 代膜部室间隔缺损封堵器）发生传导阻滞的比率较低。此外，超声引导下经股动脉行室间隔缺损封堵术不需要建立股动脉-室间隔缺损-股静脉轨道，可减少对缺损周围组织的压迫和刺激，有利于减少术后传导阻滞的发生。

（六）残余分流

残余分流是室间隔缺损封堵术后最常见的并发症。据 Yang 等的系统评价，35 个研究共 4138 例接受经皮室间隔缺损封堵术的患者中，有 1134 例（27.4%）出现术后残余分流。术后微量残余分流有可能自行愈合。我们的经验是术中大于 2 mm 的残余分流应改行经胸封堵术或行外科手术。

（七）空气栓塞

仔细操作导管和交换导丝，在封堵器到达输送鞘末端未释放出右侧伞盘时，用注射器回抽使输送鞘中充满血液可最大限度地减少空气栓塞的发生。

（八）溶血

溶血是心内置入术后常见的并发症，最早由 Sayed 报道发生在房间隔缺损置入特氟龙补片术后，已被报道发生在房间隔缺损、室间隔缺损、动脉导管未闭封堵术后。文献报道室间隔缺损封堵术后溶血发生率约为 0.7% ～ 15%，多发生在术后早期，尤其是存在残余分流的患者。大部分患者可通过使用糖皮质激素得到控制，否则应行外科手术取出封堵器，修补室间隔缺损。所有残余分流患者术后应常规检查血常规、尿常规及游离血红蛋白。

（九）心包积液

经皮封堵术后心包积液极少发生，可能由术中导管和导丝刺激、穿破心脏引起。因此，术中仔细、轻柔操作尤为重要。

八、总结

单纯超声引导的经股动脉室间隔缺损封堵术国内外鲜有报道。阜外医院最早报道2014年2月至2015年3月期间，入选42例膜周部室间隔缺损患者接受单纯超声引导的室间隔缺损封堵术。38例患者成功完成封堵。2例患者因导管未能沿导丝通过室间隔缺损，改为超声引导下经胸小切口封堵成功。2例患者因残余分流大于2 mm，改为常规外科手术治疗成功。术后即刻微量残余分流4例，均在术后1个月复查时消失。3例患者术后新发右束支传导阻滞，2例患者出院前恢复正常。在术后6个月复查中，所有患者未出现心包积液、封堵器脱落、房室传导阻滞、溶血等并发症。

单纯超声引导下行经股动脉膜周部室间隔缺损封堵术具有良好的安全性和有效性，可以达到和放射线引导相似的疗效，并避免使用放射线和造影剂，而且无需建立股动脉-室间隔缺损-股静脉的轨道，在预防瓣膜损伤方面具有明显优势。该技术在开展早期难度较大，需要较长的学习曲线，实行该技术的团队应进行严格培训。制定严格的指征、掌握成熟的操作技术后，该技术具有广阔的发展和应用前景。

九、病例演示

病例1 男，5岁6个月，17 kg（视频6-1）

因"发现心脏杂音10个月"入院。哭闹后无口唇青紫，易感冒，发育偏差，体重较同龄儿明显低，无咯血、晕厥病史。体格检查：胸骨左缘第3、4肋间闻及3级全收缩期粗糙杂音。胸片示两肺血增多；心电图示左心室高电压；超声心动图示膜周部室间隔缺损3.5 mm，距主动脉瓣约3 mm，三尖瓣微少量反流。行经胸超声心动图引导下经股动脉膜周部室间隔缺损封堵术，患儿取仰卧位，全身麻醉，保留自主呼吸，行经胸超声引导，右侧股动脉穿刺后置入6 F上肢动脉鞘，使用修剪后的5 F猪尾导管引导导丝通过室间隔缺损，退出猪尾导管，送入5 F输送鞘通过室间隔缺损，置入6 mm室间隔缺损封堵器，封堵成功。术后无残余分流、传导阻滞、心包积液、溶血等并发症。

↑扫描收看视频6-1 ↑

病例2 男，32岁，89 kg（视频6-2）

因"发现心脏杂音6年"入院。无口唇青紫，易感冒，活动后易乏力，无咯血、晕厥病史。体格检查：胸骨左缘第3、4肋间闻及3级全收缩期粗糙杂音。胸片示两肺血增多；心电图示不完全性右束支传导阻滞；超声心动图示膜周部室间隔缺损约5 mm，距主动脉瓣约 4 mm。行局麻下经胸超声心动图引导的经股动脉膜周部室间隔缺损封堵术，超声图像质量一般，需备全麻气管插管下食管超声引导。患者取仰卧位，接受全身麻醉，保留自主呼吸，面罩吸氧，行经胸超声引导，右侧股动脉穿刺后置入 6 F 上肢动脉鞘，使用修剪后的 5 F 猪尾导管引导导丝通过室间隔缺损，退出猪尾导管，送入 5 F 输送鞘通过室间隔缺损，置入 7 mm 封堵器，封堵成功。术后无残余分流、传导阻滞、心包积液、溶血等并发症。

↑扫描收看视频 6-2 ↑

参考文献

［1］Tzikas A，Ibrahim R，Velasco-Sanchez D，et al. Transcatheter closure of perimembranous ventricular septal defect with the Amplatzer（（R））membranous VSD occluder 2：initial world experience and one-year follow-up. Catheter Cardiovasc Interv，2014，83（4）：571-580.

［2］潘湘斌，逄坤静，欧阳文斌，等.单纯超声引导下经皮室间隔缺损封堵术的应用研究.中国循环杂志，2015，30（8）：774-776.

［3］Carminati M，Butera G，Chessa M，et al. Transcatheter closure of congenital ventricular septal defects：results of the European Registry. Eur Heart J，2007，28（19）：2361-2368.

［4］Yang J，Yang L，Wan Y，et al. Transcatheter device closure of perimembranous ventricular septal defects：mid-term outcomes. Eur Heart J，2010，31（18）：2238-2245.

［5］Butera G，Carminati M，Chessa M，et al. Transcatheter closure of perimembranous ventricular septal defects：early and long-term results. J Am Coll Cardiol，2007，50（12）：1189-1195.

［6］Fu YC，Bass J，Amin Z，et al. Transcatheter closure of perimembranous ventricular septal defects using the new Amplatzer membranous VSD occluder：results of the U.S. phase I trial. J Am Coll Cardiol，2006，47（2）：319-325.

第七章

单纯超声引导经颈静脉介入封堵
治疗膜周部室间隔缺损

一、解剖特点（略）

二、病理生理（略）

三、适应证和禁忌证

（一）适应证

（1）体重≥5 kg。

（2）有血流动力学异常的膜周部室间隔缺损，直径＞3 mm，＜10 mm。

（3）室间隔缺损上缘距主动脉右冠瓣≥2 mm，无主动脉右冠瓣脱入缺损，无主动脉瓣反流。

（4）嵴内型室间隔缺损靠近主动脉瓣，如缺损距离肺动脉瓣2 mm以上，且直径小于5 mm，大多数可成功封堵，但长期疗效需随访观察。

一般来说，典型的室间隔缺损都可以选择经颈静脉途径封堵，尤其对于体重较小的婴幼儿，颈静脉直径相对较大，比股静脉途径更有优势。此外，间隔后部的室间隔缺损应首选经颈静脉途径封堵，可减小输送鞘的弯曲度，避免通过室间隔缺损时受阻。

（二）禁忌证

（1）感染性心内膜炎，心内有赘生物，或存在其他感染性疾病。

（2）封堵器安置处有血栓存在。

（3）巨大室间隔缺损、缺损解剖位置不良，封堵器放置后可能影响主动脉瓣或房室瓣功能。

（4）严重肺动脉高压出现右向左分流。

（5）合并二度Ⅱ型或三度房室传导阻滞。

（6）合并出血性疾病和血小板减少。

（7）合并明显的肝肾功能异常。

（8）心功能不全，不能耐受操作。

（9）合并需要外科手术处理的心脏畸形。

四、术前准备

术前进行体检，完善经胸超声心动图、X线胸片、心电图、血常规、肝肾功能、电解质、凝血功能和传染病指标检查。

经胸超声心动图评价室间隔缺损的位置、大小、形态以及缺损边缘距主动脉瓣的距离，判断室间隔缺损与Koch三角顶点的关系，伴有膜部瘤者需要检测基底部缺损直径、出口数目及大小等（图7-1A）。经胸超声心动图必须观察的切面有心尖或胸骨旁五腔心切面、心底短轴切面和左心室长轴切面。心尖或胸骨旁五腔心切面观察室间隔缺损的大小以及缺损边缘距主动脉瓣的距离；心底短轴切面观察缺损的位置、大小和分流束的方向，以便操作时引导导丝的走向；左心室长轴切面观察缺损与主动脉瓣的关系以及是否合并主动脉瓣脱垂。三尖瓣与室间隔缺损的关系通常可选择主动脉短轴切面、心尖或胸骨旁五腔心切面等。

五、手术方法

1.患者取仰卧位，全麻气管插管，插入经食管超声探头；部分成人患者可以局部麻醉，无需气管插管，采用经胸超声引导。需要强调的是，由于经颈静脉介入时，操作区域位于头侧，患者面部被无菌单覆盖，麻醉师难以观察并保障气道通畅，患者亦有强烈的恐惧感，所以绝大多数患者应该采用全麻气管插管的方式进行麻醉。

2.消毒铺巾，穿刺右侧颈静脉，测量穿刺点到右侧第3肋间的距离，标记为工作距离，以便于计算输送系统进入体内的深度。

3.建立输送轨道常规应用肝素80～100 U/kg，于颈静脉内置入5 F动脉鞘管，注意由于患者年龄、体重较小，而现有5 F动脉鞘管的扩张器很长，故动脉鞘管的外鞘管插入血管后，应再继续插入时，逐渐退出扩张器，以免损伤心脏，动脉鞘管亦不可全部插入体内，以免鞘管损伤三尖瓣，动脉鞘管插入深度以3～5 cm左右为宜，并以缝线将动脉鞘管固定于治疗巾上。根据室间隔缺损方向，部分修剪5 F猪尾导管，使其头部呈1/2～3/4圆弧形。经动脉鞘管送入5 F猪尾导管及导丝。将导丝及导管送入达到工作距离后，在超声心动图引导下，退出导丝，旋转导管，方便超声心动图在右心房内探测导管位置及方向（图7-1B），调整导管方向并推送导管通过三尖瓣进入右心室，再次调整导管方向，使其开口朝向室间隔缺损，在超声心动图引导下，轻轻推送导丝，于主动脉短轴切面显示导丝位置并调整方向，使导丝经室间隔缺损进入左心室内（图7-1C），退出猪尾导管。

部分患者经过反复调整导管方向后导丝仍难以通过室间隔缺损，可采用5 F可调弯导管，该导管可以0～90°调整头部弯度，以直线型经颈静脉送入右心室，通过旋转操纵器，导管头部逐渐弯曲，达到适合的弧度，方便导丝通过室间隔缺损（图7-2）；但是可调弯导管直径较粗（外径比内径粗2个F）、费用较贵并有可能损伤三尖瓣腱索，可作为常规方法的有益补充。

导丝通过室间隔进入左心室后，退出导管，留置导丝，以送入输送鞘管。退出导管时，需注意测量导管曾经插入体内的深度，在插入输送鞘管时作为参考。部分小年龄患者因左心室较小，导丝进入左心部分较短，不能提供足够的支撑力，对于这类患者，可经股动脉送入圈套器，于升主动脉内张开圈套器，调整导丝方向，使其通过室间隔缺损后经主动脉瓣进入升主动脉，圈套器抓捕导丝后，建立经颈静脉-室间隔缺损-股动脉的轨道，沿导丝经颈静脉送入导管即可通过室间隔缺损进行封堵。

4.封堵器的选择 根据术前超声心动图测量的室间隔缺损直径，加 1 ～ 3 mm 选择封堵器及相应的输送系统。室间隔缺损远离主动脉瓣，首选对称型室间隔缺损封堵器，靠近主动脉瓣者，选择偏心型封堵器，多孔型缺损可选择左右两侧不对称的细腰型封堵器。

5.置入封堵器在超声心动图监测下，沿导丝送入输送鞘，输送鞘通过室间隔缺损进入左心室后，退出输送鞘内芯及导丝，沿输送鞘送入封堵器。于左心室内释放封堵器左心室侧伞盘（图 7-1D），后撤输送系统，使伞盘紧贴室间隔缺损左心室侧开口，后撤输送鞘，释放封堵器右心室面。如果使用偏心封堵器，在释放左心室面后，应显示主动脉长轴切面，旋转导管及输送杆，使封堵器标记点远离主动脉瓣。

6.超声心动图评估残余分流、封堵器是否远离主动脉瓣、主动脉瓣是否存在反流。反复进行推拉试验，如果封堵器无移位，无残余分流，无瓣膜反流，心律正常，即可逆

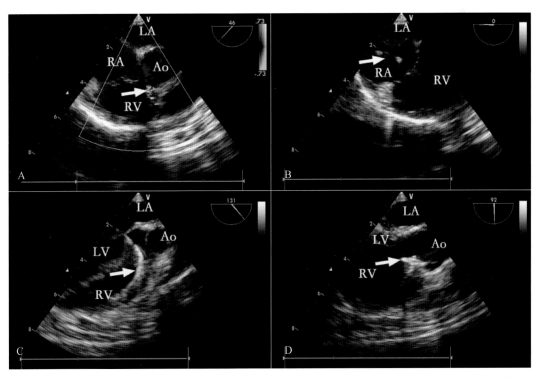

图 7-1 经颈静脉室间隔缺损封堵的术中超声心动图影像。**A**.术前超声测量室间隔缺损大小及位置；**B**.导管进入右心房；**C**.导丝通过室间隔缺损进入左心室；**D**.释放封堵器左心室侧。Ao：升主动脉，LA：左心房，LV：左心室，RA：右心房，RV：右心室

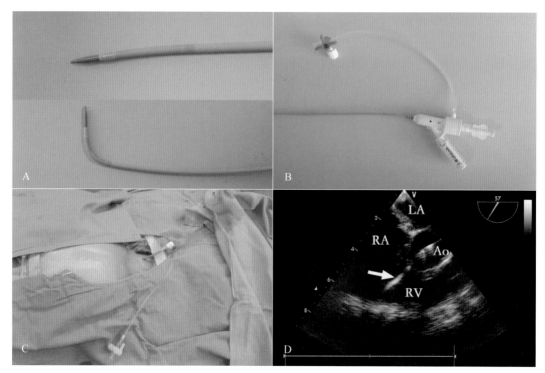

图 7-2 可调弯导管实物图像及术中图像。**A**. 可调弯导管头端呈笔直及 90°状态；**B**. 可调弯导管尾端；**C**. 右侧颈静脉置入操作鞘管；**D**. 可调弯导管辅助导丝通过室间隔缺损（箭头所示为可调弯导管）。Ao：升主动脉，LA：左心房，LV：左心室，RA：右心房，RV：右心室

时针旋转输送杆，释放封堵器。

7. 撤出输送系统，压迫止血，绷带包扎。

六、术后处理

1. 术后心电监护，24 h 内复查经胸超声心动图、X 线胸片、心电图。

2. 术后 24 h 肝素化（250 U/kg ＋生理盐水 24 ml 以 0.5 ～ 1 ml/h 的速度持续静脉泵入），静脉应用抗生素 2 天预防感染。

3. 口服阿司匹林，小儿 3 ～ 5 mg/（kg·d），成人 100 ～ 200 mg/d，共 6 个月。

4. 术后 6 个月内避免剧烈运动，术后 1、3、6、12 个月复查经胸超声心动图、心电图，必要时加做 X 线胸片检查。

七、特殊情况的处理

（一）封堵器移位或脱落

与封堵器选择偏小、操作不当有关。封堵器可能脱落到左心室、主动脉、右心室或者肺动脉。如果出现封堵器脱落或移位，可试用圈套器将封堵器回收，长鞘管应尽量贴

近封堵器，以尽可能减小对重要的心脏结构产生任何损伤。如果不能将封堵器拉出体外，应立即在体外循环下取出封堵器，并修补室间隔缺损。若封堵器脱落后引起血流动力学改变，应在最短时间内在体外循环下取出封堵器，该操作可以在手术室完成，不需长途转运，赢得了宝贵的抢救时间。

（二）心律失常

术中可有室性早搏、室性心动过速、束支传导阻滞及房室传导阻滞，多在改变导丝和输送鞘位置和方向后消失，不需要特殊处理；加速性室性自主心律多见于嵴内型室间隔缺损，或膜周部室间隔缺损向肌部延伸的患者，与封堵器刺激心肌有关。如果心室率在 100 次 / 分以内，一般不需要药物治疗；心室颤动较少见，可见于导管或导丝刺激心室肌时，术前应避免发生低血钾，一旦发生心室颤动应立即行电复律；三度房室传导阻滞和交界性逸搏心律，与封堵器的大小、室间隔缺损部位和术中操作损伤有关，交界性逸搏心律可见于合并三度房室传导阻滞时，若心率在 55 次 / 分以上，心电图 QRS 波时限在 0.12 s 以内，可静注地塞米松［儿童 0.2 mg/（kg·d），成人 10 mg/d］共 3 ～ 7 天，严密观察，心室率过慢或者出现阿-斯综合征时，需安装临时心脏起搏器，观察 3 周仍未见恢复者，需安装永久起搏器。三度房室传导阻滞多发生于术后早期，近年来也有在晚期发生者，因此，术后应长期随访观察。

（三）腱索断裂

建立输送轨道时由于导引钢丝经腱索内通过，强行通过鞘管可引起腱索断裂，多为输送鞘管放置在左心室内，鞘管从腱索间通过，此时送出或者牵拉封堵器，可引起二尖瓣的腱索断裂。如果使用可调弯导管，由于该导管调弯后硬度远远大于猪尾导管，所以其进入右心室后应该小心旋转，否则一旦缠绕三尖瓣腱索，极易出现腱索损伤。因此操作时注意动作缓慢轻柔，尤其在婴幼儿患者中更应注意。一旦出现腱索断裂，立即在体外循环下修补腱索及室间隔缺损。

（四）三尖瓣关闭不全

与缺损部位、操作方式以及封堵器大小有关。缺损距离三尖瓣较近者，置入封堵器后可引起明显的三尖瓣关闭不全。释放封堵器时，应在将鞘管远端推送接近封堵器时再旋转推送杆，防止与腱索缠绕。封堵器边缘过长，特别是选择封堵器过大，封堵器腰部因缺损口小而伸展受限，使边缘相对较长，或封堵器盘片形成球形外观，释放后占据较大空间，影响三尖瓣关闭。术中如果发现明显的三尖瓣关闭不全，应放弃封堵治疗。

（五）主动脉瓣关闭不全

与封堵器和操作有关。如对位不良型室间隔缺损，选择封堵器的边缘大于室间隔缺损至主动脉瓣的距离，封堵器的边缘直接接触主动脉瓣膜，影响主动脉瓣的关闭。封堵器左心室的盘面直径大于主动脉瓣下流出道直径的 50%，封堵器放置后可引起流出道变形，导致主动脉瓣关闭不全。一旦出现主动脉瓣反流，无论程度如何，应立即于体外循环下取出封堵器，行室间隔缺损修补。

（六）残余分流

经过封堵器的分流在短时间内随着封堵器中聚酯膜上网孔被血液成分填塞后分流消失。明显的残余分流多见于多孔型室间隔缺损封堵治疗的患者，封堵器未能完全覆盖入口和出口，如为多孔型室间隔缺损应保证封堵器的左心室面完全覆盖入口，否则放弃封堵治疗。一般分流束小于 2 mm 或速度低于 3 m/s 时可不予特殊处理，短期内分流可自行消失，若术后半年分流束仍大于 2 mm 或速度大于 3 m/s，需取出封堵器，修补室间隔缺损。

（七）溶血

与存在残余分流有关，高速血流通过封堵器可引起溶血；表现为酱油色尿、寒战、贫血和肾功能不全等，应严密观察，对轻度溶血者，停用阿司匹林，静滴止血药，口服或静滴碳酸氢钠。如果血红蛋白＜ 70 g/L，应在体外循环下取出封堵器。

（八）空气栓塞

细心操作导管和导丝，能最大限度减少空气栓塞的发生。

（九）急性心肌梗死

国内曾有术后发生急性广泛前壁心肌梗死的病例报道，可能与术中抗凝不够导致导管内或封堵器表面形成的血栓脱落至冠状动脉内引起。此种并发症极少见，一旦发生处理困难。术中应常规抗凝，一般按 80 ～ 100 U/kg 给予肝素，或根据 ACT 监测结果指导应用肝素剂量。术后密切观察，如出现腹痛或胸痛症状，应及时检查心电图。如果早期发现，可行溶栓治疗。

（十）心脏及血管穿孔

多为送入输送鞘时动作粗暴所致，因此操作一定要轻柔，封堵结束后要仔细探查心包腔内积血情况，如有穿孔破裂，立即于体外循环下修补。

八、病例演示

病例 男，6 岁，体重 16.5 kg（视频 7-1）

因"发现心脏杂音 4 年余"入院，平素易患感冒，生长发育略差，胸骨左缘第 3 ～ 4 肋间可闻及 3 级收缩期杂音，超声心动图提示：膜周部室间隔缺损，破口 4.4 mm，缺损边缘距离主动脉瓣约 3 mm；心电图示窦性心律，左心室高电压；胸片提示两肺血增多。于全麻下行经颈静脉室间隔缺损封堵术，穿刺右侧颈静脉，置入 6 F 动脉鞘，通过动脉鞘置入导丝及导管，导丝通过 VSD 后置入 5 F 输送鞘，通过输送鞘置入 7 mm VSD 封堵器，手术顺利，术后 24 h 注射低分子肝素抗凝，口服阿司匹林 50 mg/d 6 个月，静脉应用抗生素 2 天，复查超声心动图、心电图、胸片未见异常，术后第 3 天出院。

↑扫描收看视频 7-1 ↑

参考文献

［1］Lee SM，Song JY，Choi JY，et al. Transcatheter closure of perimembranous ventricular septal defect using amplatzer ductal occluder. Catheter Cardiovasc Interv，2013，82（7）：1141-1146.

［2］潘湘斌，欧阳文斌，王首正，等 . 单纯超声引导下经颈静脉室间隔缺损封堵术的探索研究 . 中国循环杂志，2015，30（12）：1204-1207.

［3］Zhou T，Shen XQ，Zhou SH，et al. Percutaneous closure of ventricular septal defect associated with anomalous inferior vein cava drainage via transjugular approach. Chin Med J（Engl），2005，118（7）：615-616.

［4］Yang L，Tai BC，Khin LW，et al. A systematic review on the efficacy and safety of transcatheter device closure of ventricular septal defects（VSD）. J Interv Cardiol，2014，27（3）：260-272.

第八章

单纯超声引导经股动脉介入封堵治疗动脉导管未闭

动脉导管未闭（patent ductus arteriosus，PDA）是常见先天性心脏病之一，约占先天性心脏病总数的 7%～10%，发病率在各种先天性心脏病中居第三位。胎儿期的动脉导管是胎儿循环的一部分，是胎儿的肺动脉和主动脉之间重要的血流通道。妊娠期的胎儿没有呼吸，没有独立的肺循环，主要依靠动脉导管承担胎儿肺循环的血供。胎儿出生后，一旦自主呼吸建立，独立的肺循环出现，肺部的血管阻力和肺循环压力降低后，绝大多数婴儿的动脉导管在 1 年内逐渐自行闭合并退化为动脉韧带。在出生后 1 年动脉导管在解剖学上如果还未完全关闭形成韧带即构成临床上的动脉导管未闭。

有血流动力学改变意义的 PDA 患者在 2～19 岁死亡率逐年递增 0.49%，到 20 岁以后达到 1.8%，且 30% 的患者死于充血性心力衰竭。因此对于在婴幼儿时期没有闭合并且有血流动力学改变意义的 PDA 应当积极进行外科手术或者介入治疗干预。1966 年 Porstmann 首先使用 Ivalon 栓子堵塞动脉导管获得成功，出现了外科手术和介入治疗并存的局面。以后有不同类型堵塞装置如 Rashkind 双面伞堵闭装置、Sideris 纽扣装置、Coil 弹簧圈、Amplatzer 蘑菇伞等用于堵塞治疗动脉导管未闭。当前国内临床应用较为广泛的封堵装置有 COOK 公司的弹簧栓和美国 AGA 公司生产的 Amplatzer 封堵器。目前介入封堵是关闭动脉导管的主要方法。

一、解剖特点

动脉导管连接于肺动脉主干分叉处的左侧肺动脉近端与降主动脉的起始部。导管与主动脉弓相连的近侧角成锐角（一般 < 40°），远侧角为钝角（一般 110°～160°）。导管长度一般为 4～10 mm，直径由数毫米至 1～2 cm。其主动脉端开口往往大于肺动脉端开口。动脉导管的长短、粗细因人而异，形态多变。根据导管的形态分为管型、漏斗型、窗型和动脉瘤型（图 8-1）。管型：多为中小导管，外形如圆柱状，最常见。漏斗型：导管的主动脉端呈漏斗样膨大，向肺动脉侧变细，也较多见。窗型：主动脉干与肺动脉干紧贴在一起，较少见，多为巨大导管合并肺动脉高压，管壁薄，分离过程易引起破裂，导致出血。动脉瘤型：极少见，导管局部呈瘤样膨大、壁薄而脆，张

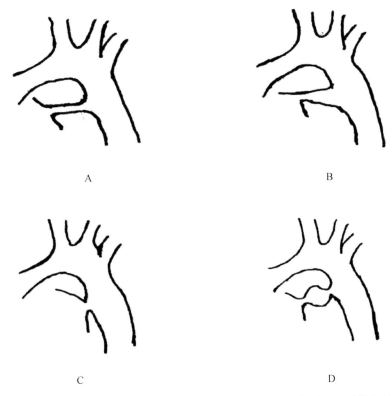

图 8-1 动脉导管分型示意图。**A**.管型；**B**.漏斗型；**C**.窗型；**D**.动脉瘤型

力高，容易破裂。

二、病理生理

由于体循环阻力大于肺循环，主动脉内压力无论是收缩期或舒张期都高于肺动脉内压力，因而产生连续性的血液自"左向右分流"。分流量的多少取决于主动脉和肺动脉之间的压力阶差的大小、动脉导管管径的粗细以及肺血管阻力。压力阶差越大、管径越粗、肺血管阻力越小，分流量就越多；反之亦然。肺除接受来自右心的血液外，还接受来自动脉导管的左心血液，因而左心房回血增多，左心室负荷加大。加上左心代偿性增加搏出量以弥补向肺内分流，逐步导致左心室肥大，以致衰竭。血液长期经动脉导管从体循环向肺循环分流，肺循环压力增加，右心排血受阻，右心室逐步肥厚。肺小动脉开始呈反射性痉挛，肺动脉高压呈动力性。这种状态长期持续，肺血管继发性改变，逐步发展成为梗阻性肺动脉高压。肺动脉压持续上升，当肺动脉压接近或超过主动脉压力时，即可产生双向分流或"右向左分流"，外周动脉血血氧饱和度下降，临床上出现发绀，称为艾森门格综合征。

三、适应证和禁忌证

（一）适应证

（1）未闭导管的最窄直径为 2 ～ 5.5 mm 的左向右分流的漏斗型及管型 PDA。
（2）年龄＞ 6 个月，体重＞ 4 kg。
（3）不合并其他必须行外科手术的复杂先天性心脏病。
（4）外科术后有 PDA 残余分流。

（二）禁忌证

（1）对 PDA 的存在具有依赖性的先天性心脏病。
（2）严重肺动脉高压并已出现右向左分流。
（3）败血症未治愈，封堵术前 1 个月内患有严重感染。
（4）合并需要外科手术的其他心脏畸形。

（三）婴儿 PDA 的封堵治疗

1 岁以内的婴儿，尤其是小于 6 个月的患儿，其血管直径比较窄，右心室流出道不长，与肺动脉连接处有一定角度，传输装置通过时容易成角，这使得 PDA 介入治疗的难度增加。若行介入需注意：选择大小适合患者的封堵器，尽量使主动脉侧的封堵器左盘在动脉导管未闭的壶腹部，以防造成主动脉狭窄；减少封堵器不适当地向肺动脉端突出致左侧肺动脉狭窄；操作动作轻柔并选择适当的输送鞘管，避免鞘管过大导致的静脉撕裂、断裂而造成静脉破裂、血栓等严重的并发症。如果 PDA 没有导致肺动脉高压等血流动力学改变、心脏肥大、心功能减低或者心力衰竭，可于定期随访下等到 1 ～ 2 岁再进行手术。婴幼儿巨大 PDA，如果没有合适的封堵器选择，外科手术结扎或许更加安全有效。

（四）使用特殊封堵器

使用 ADO Ⅱ 封堵器时，其最大型号为 6 mm，故不适用于大于 5.5 mm 的 PDA，如果使用室间隔缺损封堵器，则不受型号限制，可以封堵更大直径的 PDA，但要注意其输送系统亦更粗更硬，易损伤动脉导管。

四、术前检查

（一）常规实验室检查项目

心脏 X 线片，心电图，超声心动图，血常规，肝、肾功能和血电解质，出、凝血时间和传染病指标等。检查目的为全面评价患者的心脏和其他脏器的功能，必要时根据病情增加相关项目，如心肌酶、肺功能检查等。患者近期有过感冒、发热，可检查心肌酶，若异常增高则暂不宜手术；既往有呼吸疾病史或胸廓明显畸形患者，应行呼吸功能检查。

（二）术前经胸超声心动图（TTE）和（或）经食管超声心动图（TEE）检查

在胸骨上窝切面及胸骨旁肺动脉长轴切面重点观察以下内容：动脉导管类型，血流方向，动脉导管肺动脉侧及主动脉侧直径，动脉导管的长度（如图 8-2）等。

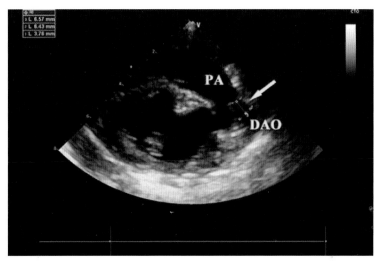

图 8-2 PDA 的超声心动图表现。二维胸骨旁短轴切面显示动脉导管并测量其主动脉侧、肺动脉侧直径和动脉导管的长度。DAO：降主动脉；PA：主肺动脉

五、手术操作步骤

1. 患者取仰卧位，术前行超声心动图检测再次确认动脉导管大小、长度。青少年、儿童及婴幼儿，选择保留自主呼吸的全身麻醉，成人可选择 1% 利多卡因施行局部麻醉。

2. 麻醉满意后，用 20 G 套管针穿刺右侧股动脉。测量穿刺点至胸骨左缘第 2 肋间的距离，标记为操作的工作距离。右侧股动脉置入 5 F 下肢动脉鞘，根据超声显示动脉导管走行方向，部分修剪 5 F 猪尾导管，使其头部呈 1/3 圆弧。

3. 将超声探头置于胸骨上窝，显示主动脉弓长轴切面。将导丝插入导管内，经动脉鞘管将导管及导丝送至 PDA 开口处，退出导丝，轻轻旋转导管，调整导管方向，使导管开口朝向肺动脉，推送导丝通过 PDA 进入肺动脉内。输送导管和导丝务必轻柔，切忌盲目推送导丝。导丝通过 PDA 后，将超声探头置于胸骨左缘第 3 肋间，显示肺动脉长轴切面，即可见导丝位于主肺动脉内。

4. 保留导丝，退出导管，注意在体外测量导管曾经插入体内的深度。送入 4～5 F 输送导管（Amplatzer TorqVue LP 输送系统，美国 AGA 医药有限公司），在超声监测下，将导管经 PDA 送入主肺动脉内（图 8-3B）。该输送导管的插入深度不超过前述猪尾导管插入深度 3～8 cm。如果超声显示不清，可以经导管测压，若导管插入过深进入右心室，

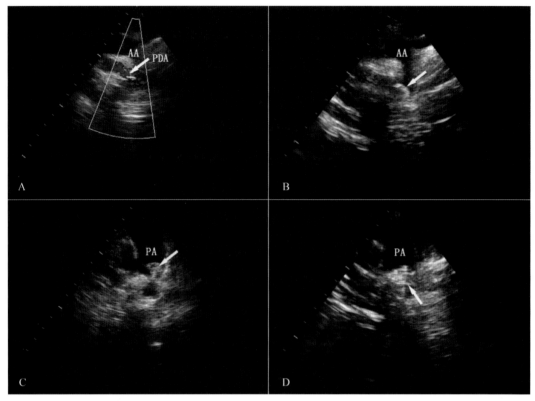

图 8-3 经股动脉介入封堵 PDA 的术中超声心动图影像。**A**. 胸骨上窝切面，术前超声测量 PDA 直径；**B**. 胸骨上窝切面，输送鞘管通过 PDA（箭头所示为输送鞘管）；**C**. 释放封堵器肺动脉侧（胸骨左缘肺动脉长轴切面，箭头所示为封堵器）；**D**. 释放封堵器主动脉侧（胸骨左缘肺动脉长轴切面，箭头所示为封堵器主动脉侧）。PDA：动脉导管未闭；AA：主动脉弓；PA：肺动脉

应该在超声及压力监测帮助下，将导管缓慢后撤至主肺动脉内。

5. 根据超声测量的 PDA 直径（图 8-3A）选择封堵器。按照测量的 PDA 最窄处的直径选取合适的封堵器，选择的原则为比 PDA 最窄处大 1 ～ 2 mm。

6. 退出导丝，沿导管送入封堵器（ADO Ⅱ 封堵器，美国 AGA 医药有限公司），在超声监测下释放封堵器肺动脉侧伞盘（图 8-3C），后撤导管使伞盘紧贴 PDA 肺动脉侧开口，后撤导管，释放封堵器剩余部分（图 8-3D）。

7. 超声检查封堵器位置、形态、残余分流情况和肺动脉分支血流流速，超声测量主动脉弓部是否存在压差。若封堵效果满意，逆时针旋转输送杆释放封堵器，撤出输送系统，超声再次评估封堵器形态、位置及主动脉肺动脉流速。如果情况良好，予以压迫止血，绷带加压包扎。

8. 动脉导管未闭血栓封堵法　部分患者虽然超声测量 PDA 直径大于 2 mm，但是实际直径较小，导丝通过 PDA 后，导管无法沿导丝通过 PDA 进入肺动脉内，此时严禁暴力推送导管，造成 PDA 撕裂，应该将导管推送至 PDA 动脉侧入口处，适当后撤导丝，但仍使导丝位于肺动脉内，保留导丝及导管 20 min，待导丝上形成血栓后，固

定导管，缓慢退出导丝，利用血栓封堵 PDA。在没有给予患者肝素的情况下，该方法的即刻成功率可达 80% ～ 90%，但存在术后再通的风险。

六、术后处理

术后患者常规卧床休息 24 h，心电监测血压 24 h，注意观察患者的生命体征，主要包括心率、心律、血压、血氧饱和度等，以便及时掌握病情变化。并注意观察穿刺部位是否有血肿及足背动脉搏动情况，防止压迫穿刺点造成下肢缺血。并经静脉预防性应用抗生素 2 天，所有患者于术后 24 h 内复查超声心动图、心电图及 X 线胸片，在术后 1、3、6、12 个月以及以后的每隔 1 年进行 1 次超声心动图随访，目的是观察封堵器位置有无改变、残余分流情况、心腔内径大小，探查降主动脉及左、右肺动脉的血流速度等指标。

七、术后并发症及处理

（一）残余分流

残余分流是 PDA 的主要并发症，这与 PDA 的形态、封堵器形状、移位等多种因素有关。如果封堵器释放前出现显著残余分流，这可能与封堵器的大小及位置不当有关，这时就需要提高警惕，再次确认封堵器的位置、封堵伞的膨胀情况使其处于最佳状态，有时甚至需要调整封堵器大小、更换更大型号的封堵器。这样释放后，如果还有少量残余分流存在，尤其是穿过封堵器的残余分流，一般不必太过担心，术后随访观察即可，残余分流多可以自行消失。中量及以上的残余分流，可能与封堵器移位、动脉导管形状等相关，此时的残余分流，应再次行封堵术或者外科手术治疗。

（二）封堵器脱落

导致封堵器脱落的主要原因为选择封堵器过小或者术中操作不当引起，肺动脉、腹主动脉及其分支是封堵器脱落的常见部位。脱落至肺动脉的封堵器可经肺动脉插入圈套器或异物钳将其取出，如上述方法失败则需经外科手术取出封堵器，同时结扎 PDA。

（三）溶血

PDA 封堵术后进行性的机械性溶血比较少见。由于残余分流大、流速快，造成红细胞破坏而发生机械性溶血，多发生在术后 24 h 内，是 PDA 介入治疗的重要并发症。因此，要求术中封堵完全，避免出现喷射性的残余分流。术后出现残余分流的患者应注意观察尿量、尿色，每天复查血、尿常规，观察血色素、血小板变化等。轻度溶血患者可先采取保守治疗措施，如碱化尿液、应用激素、酌情输成分血等措施多数可以恢复正常。如果经保守治疗无效或者溶血进行性加重，需外科手术取出封堵器同时缝闭 PDA。

（四）左肺动脉及主动脉狭窄

左肺动脉狭窄与释放在肺动脉内封堵器过多有关，主动脉狭窄则由封堵器直径超过动脉导管壶腹部直径或封堵器位置不当、移位等引起。调整封堵器的位置或大小，或者选用特殊类型 PDA 封堵器可以有效避免此类并发症出现；如果已经完全释放封堵器，轻度狭窄可以定期随访观察；狭窄明显者则需外科手术取出。

（五）主动脉和肺动脉夹层

如果反复多次在主动脉、肺动脉内回收封堵器，会导致血管内膜损伤，严重者出现主动脉和肺动脉夹层。这种情况下应根据夹层情况，给予药物保守、支架或者外科手术治疗。因此术中操作轻柔、操作规范，尽量避免反复回收封堵器，可有效避免此类并发症的出现。

（六）感染性心内膜炎

若术前 1 个月无感染发热史，术中严格消毒、规范操作一般可避免。如术后出现发热、乏力、肌肉关节痛者应严密观察病情，及时检查心脏彩超、血培养，明确诊断后尽早应用敏感抗生素治疗。

八、病例演示

病例 1　患者女性，10 岁，体重 35 kg（视频 8-1）

主诉：发现心脏杂音 1 周。

现病史：患者 1 周前因"感冒、发热"到当地儿童医院就诊，体检发现心脏杂音，彩超检查提示"先天性心脏病，动脉导管未闭"；患儿平素易感冒，无口唇发绀、呼吸困难、乏力、多汗、心悸等不适表现，今为进一步手术治疗来我院门诊，门诊以"先天性心脏病，动脉导管未闭"收入院。自发病以来，患者饮食可，大小便正常，体重无明显变化，睡眠好。体格检查：体温 36.3℃，脉搏 100 次 / 分，呼吸 24 次 / 分，血压 95/58 mmHg。心浊音界轻度扩大，胸骨左缘第 2 肋间可闻及双期连续性机械样 3/6 级杂音。超声心动图：动脉导管内径 4 mm，长约 4 mm，呈管状。左向右高速分流。心电图：窦性心律，大致正常心电图。胸片：肺血多型先天性心脏病，动脉导管未闭可能性大。行经胸超声心动图引导下经股动脉途径动脉导管未闭封堵术，患儿取仰卧位，接受全身麻醉，保留自主呼吸，行经胸超声引导，右侧股动脉穿刺后置入 5 F 下肢动脉鞘，使用修剪后的 5 F 猪尾导管引导导丝从降主动脉侧通过 PDA，进入主肺动脉，退出导管，沿导丝送入 5 F 输送鞘通过 PDA，置入 6 mm×4 mm AGA 公司 PDA 封堵器，封堵成功。术后无残余分流、传导阻滞、心包积液、溶血等并发症。

↑扫描收看视频 8-1 ↑

病例 2 患者男性，4 岁，体重 15.5 kg（视频 8-2）

主诉：发现心脏杂音 1 年。

现病史：患者 1 年前体检发现心脏杂音，彩超检查提示"先天性心脏病，动脉导管未闭"；患儿平素易感冒，无口唇发绀、呼吸困难、乏力、多汗、心悸等不适表现，今为进一步手术治疗来我院门诊，门诊以"先天性心脏病，动脉导管未闭"收入院。自发病以来，患者饮食可，大小便正常，体重无明显变化，睡眠好。体格检查：体温 36.3℃，脉搏 115 次 / 分，呼吸 25 次 / 分，血压 95/58 mmHg。心浊音界扩大，胸骨左缘第 2 肋间可闻及连续性机械样 4/6 级杂音。超声心动图：动脉导管内径 3 mm，长约 4 mm，呈漏斗状。动脉水平左向右高速分流。心电图：窦性心律不齐。胸片：先天性心脏病，动脉导管未闭可能大。行经胸超声心动图引导下经股动脉途径动脉导管未闭封堵术，患儿取仰卧位，接受全身麻醉，保留自主呼吸，行经胸超声引导，右侧股动脉穿刺后置入 5 F 下肢动脉鞘，使用修剪后的 5 F 猪尾导管引导导丝从降主动脉侧通过 PDA，进入主肺动脉，退出导管，沿导丝送入 5 F 输送鞘通过 PDA，置入 5 mm×4 mm AGA 公司 PDA 封堵器，封堵成功。术后无残余分流、传导阻滞、心包积液、溶血等并发症。

↑扫描收看视频 8-2 ↑

病例 3 患者男性，28 岁，体重 74 kg（视频 8-3）

主诉：发现心脏杂音半年余。

现病史：患者半年前在当地医院体检发现心脏杂音，彩超检查发现"先天性心脏病，动脉导管未闭"；患者平素无感冒，无口唇发绀、呼吸困难、乏力、多汗、心悸等不适表现，今为进一步治疗来我院门诊，门诊以"先天性心脏病，动脉导管未闭"收入院。自发病以来，患者饮食可，大小便正常，体重无明显变化，睡眠好。体格检查：体温 36.3℃，脉搏 68 次 / 分，呼吸 16 次 / 分，血压 123/66 mmHg，胸骨左缘第 2 肋间可闻及连续性机械样 3/6 级杂音。超声心动图：动脉导管呈漏斗状，主动脉侧 10 mm，肺动脉侧最窄处约 4 mm，长约 13 mm，左向右分流。心电图：窦性心律。行经胸超声心动图引导下经股动脉途径动脉导管未闭封堵术，患者取仰卧位，局麻＋镇静，行经胸超声引导，右侧股动脉穿刺后置入 5 F 下肢动脉鞘，使用修剪后的 5 F 猪尾导管引导导丝从降主动脉侧通过 PDA，进入主肺动脉，退出导管，沿导丝送入 5 F 输送鞘，置入 6 mm×6 mm AGA 公司 PDA 封堵器，封堵成功，经胸超声提示动脉水平分流消失，无传导阻滞、心包积液、溶血等并发症。

↑扫描收看视频 8-3 ↑

参考文献

［1］Pan XB，Ouyang WB，Wang SZ，et al. Transthoracic echocardiography-guided percutaneous patent ductus arteriosus occlusion：A new strategy for interventional treatment. Echocardiography，2016，33（7）：1040-1045.

［2］潘湘斌，欧阳文斌，李守军，等 . 单纯超声心动图引导下行动脉导管未闭封堵术的安全性和有效性 . 中华心血管病杂志，2015，43（1）：31-33.

［3］Hoffman JI，Kaplan S. The incidence of congenital heart disease. J Am Coll Cardiol，2002，39（12）：1890-1900.

［4］Thanopoulos BD，Hakim FA，Hiari A，et al. Further experience with transcatheter closure of the patent ductus arteriosus using the Amplatzer duct occluder. J Am Coll Cardiol，2000，35（4）：1016-1021.

［5］Bass JL，Wilson N. Transcatheter occlusion of the patent ductus arteriosus in infants：experimental testing of a new Amplatzer device. Catheter Cardiovasc Interv，2014，83（2）：250-255.

［6］Al-Ata J，Arfi AM，Hussain A，et al. The efficacy and safety of the Amplatzer ductal occluder in young children and infants. Cardiol Young，2005，15（3）：279-285.

［7］欧阳文斌，张凤文，郭改丽，等 . 单纯超声引导下经皮诱导血栓形成术治疗细小动脉导管未闭 . 中华实用儿科临床杂志，2017，32（13）：990-992.

第九章

单纯超声引导经股静脉介入封堵治疗动脉导管未闭

一、解剖特点（略）

二、病理生理（略）

三、适应证和禁忌证

（一）适应证

（1）未闭导管的最窄直径为 2 ～ 14 mm 的左向右分流的漏斗型及管型 PDA；PDA 直径≥ 4 mm 的患者更适于接受经股静脉封堵。

（2）体重＞ 7 kg。

（3）不合并其他必须行外科手术的复杂先天性心脏病。

（4）外科术后有 PDA 残余分流。

（二）禁忌证

（1）对 PDA 的存在具有依赖性的先天性心脏病。

（2）严重肺动脉高压并已出现右向左分流。

（3）败血症未治愈，封堵术前 1 个月内患有严重感染。

（4）PDA 最窄直径＞ 14 mm（因 PDA 直径过粗时，尚无适用的封堵器，而且操作困难，成功率低、并发症多）。

（三）巨大 PDA

巨大 PDA 介入治疗通常难度较大，特别是年龄较小的患儿，PDA 介入封堵后可导致主动脉狭窄、溶血等。此时关键在于选用合适的封堵器材。要考虑 PDA 直径、形态，以及脱落、破裂风险等诸多因素。最常选用的 PDA 封堵器通常用于 PDA 直径≤ 11 mm。而对于直径＞ 11 mm 的 PDA，Huang 等报道利用房间隔缺损（ASD）封堵器封堵 PDA，但是术后残余分流率较高。Thanopoulos 等报道利用 Amplatzer 肌部室间隔缺损（VSD）封堵器封堵伴有严重肺动脉高压的巨大 PDA 患者获得了不错的疗效。对内径较大、容易发生肺动脉夹层的 PDA，尤其是伴重度肺动脉高压者，应避免反复多次释放和回收封堵器。对于高危患者应选择外科结扎手术。

四、术前准备（略）

五、手术操作

1. 术前行超声心动图检查再次确认动脉导管大小、长度（图 9-1A）。患者取仰卧位，青少年、儿童及婴幼儿选择保留自主呼吸的全身麻醉，成人需选择 1% 利多卡因施行局部麻醉。

2. 麻醉满意后，用 20 G 套管针穿刺右侧股静脉。测量胸骨右缘第 3 肋间至右侧股静脉穿刺点的距离，并在导管上标记相应距离，作为操作的工作距离。经股静脉置入 6 F 动脉鞘，经血管鞘送入 6 F 右冠导管或猪尾导管。当导管进入体内达到该距离后，即可旋转导管，方便超声探查导管在右心房内的位置，并可防止导管插入过深而在旋转时损伤上腔静脉。

3. 在超声心动图引导下，将导丝及导管自右心房通过三尖瓣进入右心室。由于超声每次只能检查单个切面，往往不能清楚地显示导管和导丝顶端所到达的位置，所以可以先将猪尾导管按照工作距离送至右心房，由于导管头端体积大，超声很容易探测到导管的位置。沿导管送入导丝，利用猪尾导管的弯度将导丝送入右心室。推送导管注意轻柔操作，避免损伤三尖瓣瓣叶及腱索。

4. 调整导管方向，使导管开口朝向右心室流出道，轻轻推送导丝，将导丝通过肺动脉瓣送入肺动脉内，沿导丝将导管送入肺动脉内，退出导丝测量肺动脉压。

5. 退出右冠导管，沿导丝送入多功能导管，其送入深度与右冠导管插入深度一致。在经胸超声心动图胸骨旁肺动脉长轴切面上显示主肺动脉及动脉导管，旋转并调整多功能导管方向，同时推送导丝，使导丝通过 PDA 进入降主动脉内（图 9-1B）。超声应经胸骨上窝显示降主动脉，确定降主动脉内有高亮的导丝影像。

6. 根据术前超声测量的 PDA 直径，加 4 ~ 6 mm 选择封堵器及相应的输送系统。将其连接于输送杆前端，回拉输送杆，使封堵器进入装载鞘内，用生理盐水冲洗去除封堵器及其装载鞘内气体。使用肝素盐水冲洗输送长鞘管，保证鞘管通畅而且无气体和血栓。

7. 退出多功能导管及动脉鞘，沿导丝送入输送鞘，输送鞘送入深度比多功能导管送入深度长 5 ~ 8 cm；退出输送鞘内芯及导丝。

8. 沿输送鞘送入封堵器。从输送鞘管中送入封堵器至降主动脉打开封堵器前端，将封堵器缓缓回撤至 PDA 主动脉侧，嵌在导管主动脉端，回撤输送鞘管，使封堵器腰部镶嵌在动脉导管内并观察是否有明显腰征（图 9-1C，D）。

9. 以经胸超声评估残余分流，主动脉弓及左、右肺动脉流速。若封堵效果满意，逆时针旋转输送杆释放封堵器，撤出输送系统，压迫止血，绷带包扎。

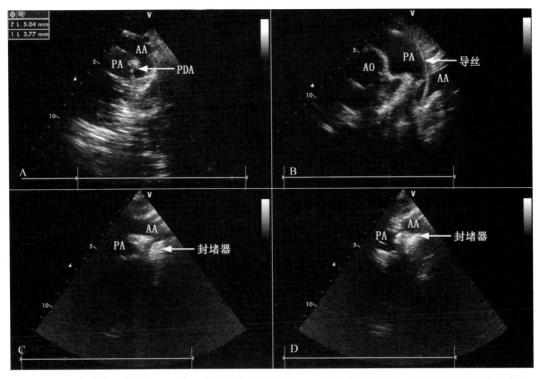

图 9-1 经股静脉介入封堵 PDA 的术中超声心动图影像。**A.** 胸骨上窝切面，术前超声测量 PDA 直径；**B.** 胸骨左缘肺动脉长轴切面，导丝通过 PDA（箭头所示为导丝）；**C.** 释放封堵器主动脉侧（箭头所示为封堵器主动脉侧伞盘）；**D.** 释放封堵器肺动脉侧伞盘后（箭头所示为封堵器）。PDA：动脉导管未闭；AA：主动脉弓；PA：肺动脉；AO：主动脉

六、术后处理

术后心电监测血压 24 h，注意观察患者的生命体征，主要包括心率、心律、血压、血氧饱和度等。术后局部压迫沙袋 4 h，卧床 12 h；静脉给予抗生素 1～2 天，术后 24 h，1、3、6 个月至 1 年复查心电图、超声心动图，必要时复查心脏 X 线片。

七、术后并发症

（一）封堵器脱落

发生率约 0.3%，主要为封堵器选择不当，个别操作不规范造成，术中推送封堵器时切忌旋转动作以免发生脱载。一旦发生封堵器脱落可酌情通过网篮或异物钳将其取出，难于取出时要急诊外科手术。

（二）溶血

发生率 < 0.8%。主要与术后残余分流过大或封堵器过多突入主动脉腔内有关。防治措施是尽量避免高速血流的残余分流；一旦发生术后溶血可使用激素、止血药、碳酸氢

钠等药物治疗，保护肾功能，多数患者可自愈。残余量较大，内科药物控制无效者，可再置入一个或多个封堵器（常用弹簧圈）封堵残余缺口。若经治疗后患者病情不能缓解，出现持续发热、溶血性贫血及黄疸加重等，应及时请外科处理。

（三）残余分流和封堵器移位

蘑菇伞封堵器的残余分流和封堵器移位发生率≤0.1%。一般可以采用一个或多个弹簧圈将残余分流封堵，必要时接受外科手术。封堵器移位的发生率为0.4%，如移位后发现残余分流明显或影响到正常心脏内结构，须行外科手术取出封堵器。

（四）降主动脉狭窄

应用蘑菇伞封堵器时降主动脉狭窄的发生率约为0.2%，主要发生在婴幼儿，系封堵器过多突入降主动脉所造成的。轻度狭窄（跨狭窄处压差小于20 mmHg）可严密观察，如狭窄较重需考虑接受外科手术。术中严格超声检查可以有效避免此类并发症。

（五）左肺动脉狭窄

主要由于封堵器突入肺动脉过多造成。应用蘑菇伞封堵器的发生率为0.2%。与PDA解剖形态有关，术中应对其形态有充分的了解，根据解剖形态选择合适的封堵器有助于避免此种并发症。轻度狭窄可严密观察，若狭窄较重则需要外科手术。

（六）三尖瓣损伤

超声心动图引导经股静脉介入封堵治疗动脉导管未闭需要从股静脉送入导管经右心房-三尖瓣-右心室-肺动脉途径进行操作，此过程中有可能对三尖瓣及其腱索造成一定的潜在损伤。导管通过过程中若遇到阻力，可能是导管被三尖瓣腱索阻挡，此时应送入导丝，拉直猪尾导管后再尝试调整导管方向。术中切记轻柔操作，避免损伤三尖瓣。

（七）心前区闷痛

蘑菇伞封堵器的心前区闷痛发生率为0.3%。主要由于置入的封堵器较大，扩张牵拉动脉导管及周围组织造成，一般随着置入时间的延长逐渐缓解。

（八）感染性心内膜炎

PDA患者多数机体抵抗力差，容易反复发生呼吸道感染，若消毒不严格，操作时间过长，围术期抗生素应用不当，都有引起感染性心内膜炎的可能。导管室的无菌消毒，规范操作，术后应用抗生素，是防止感染性心内膜炎的有力措施。

八、总结

该技术无需穿刺股动脉，降低了股动脉损伤的风险，而且降低了住院费用、缩短了操作时间，显示出良好的安全性及有效性。另一方面，该技术也显示出难度大、学习曲线长的特点。在传统的介入技术中，放射线是投影式探测，所以很容易判断导管的位置，但是超声是用切面的方式进行探测，往往不能准确显示导管的位置。此外，导管、导丝需要完成两次大角度转向，通过三尖瓣及肺动脉瓣，其技术难度远远大于单纯超声引导下经股动脉 PDA 封堵术。我们的经验是：PDA 直径≥ 4 mm 的患者更适于接受经股静脉封堵。漏斗型 PDA 且肺动脉侧直径≤ 4～5 mm 的患者更适于经股动脉进行封堵。超声心动图引导下经股静脉行 PDA 介入封堵术在克服辐射损伤的同时，保持了传统介入治疗微创、安全的优点。虽然该技术对操作人员的要求较高，但是经过严格训练的团队完全能够胜任。该技术与超声引导经股动脉 PDA 封堵术相结合，使超声引导经皮 PDA 封堵术具有了广阔的发展及应用前景。

九、病例演示

病例 患者女性，3 岁，体重 15 kg（视频 9-1）

主诉：发现心脏杂音 1 年。

现病史：患者 1 年前因"感冒、发热"到当地儿童医院就诊，体检发现心脏杂音，彩超检查提示"先天性心脏病，动脉导管未闭"；患儿平素易感冒，无口唇发绀、呼吸困难、乏力、多汗、心悸等不适表现，今为进一步手术治疗来我院门诊，门诊以"先天性心脏病，动脉导管未闭"收入院。自发病以来，患者饮食可，大小便正常，体重无明显变化，睡眠好。体格检查：体温 36.3℃，脉搏 90 次 / 分，呼吸 24 次 / 分，血压110/60 mmHg，心浊音界轻度扩大，胸骨左缘第 2 肋间可闻及双期连续性机械样 3/6 级杂音。超声心动图：动脉导管主动脉侧内径 10 mm，肺动脉侧内径 6 mm，长约 6 mm，呈漏斗状。左向右高速分流。心电图：窦性心律，大致正常心电图。

胸片：肺血多型先天性心脏病，动脉导管未闭可能性大。行经胸超声心动图引导下经股静脉介入封堵治疗动脉导管未闭，患儿取仰卧位，接受全身麻醉，保留自主呼吸，经胸超声引导，右侧股静脉穿刺后置入 6 F 下肢动脉鞘，使用 6 F 多功能导管引导导丝通过三尖瓣，进入肺动脉，通过 PDA，进入降主动脉，退出导管，沿导丝送入 8 F 输送鞘通过 PDA，置入 12 mm PDA 封堵器，封堵成功。术后无残余分流、传导阻滞、心包积液、溶血等并发症。

↑扫描收看视频 9-1 ↑

参考文献

［1］Sungur M，Karakurt C，Ozbarlas N，et al. Closure of patent ductus arteriosus in children，small infants，and premature babies with Amplatzer duct occluder II additional sizes：multicenter study. Catheter Cardiovasc Interv，2013，82（2）：245-252.

［2］王首正，刘垚，王珊，等 . 单纯超声引导下经股静脉行动脉导管封堵术的应用

研究 . 中华医学杂志，2015，95（27）：2183-2185.

［3］El-Said HG，Bratincsak A，Foerster SR，et al. Safety of percutaneous patent ductus arteriosus closure：an unselected multicenter population experience. J Am Heart Assoc，2013，2（6）：e000424.

［4］Magee AG，Huggon IC，Seed PT，et al. Transcatheter coil occlusion of the arterial duct：results of the European Registry. Eur Heart J，2001，22（19）：1817-1821.

［5］Rao PS，Kim SH，Choi JY，et al. Follow-up results of transvenous occlusion of patent ductus arteriosus with the buttoned device. J Am Coll Cardiol，1999，33（3）：820-826.

第十章

单纯超声引导经股静脉介入治疗肺动脉瓣狭窄

肺动脉瓣狭窄（pulmonary valve stenosis，PS）约占先天性心脏病总数的 8% ~ 10%，发病率在我国先天性心脏病中居第四位。

一、解剖特点

正常肺动脉瓣叶为三个半月瓣，瓣叶交界处完全分离，肺动脉瓣环与右心室漏斗部肌肉相连接。

（一）典型肺动脉瓣狭窄

患者肺动脉瓣叶结构完整，三个瓣叶游离缘呈鱼嘴状，瓣口多位于中央，偶偏于一侧。瓣叶可缩短、增厚和僵硬。有时仅有两瓣，瓣叶活动良好呈圆顶状。如肺动脉瓣间无交界，肺动脉瓣则变为中心穿孔的隔膜，即肺动脉瓣单瓣化畸形。肺动脉瓣环发育正常，肺动脉干呈狭窄后扩张，但扩张程度与狭窄的严重性并不成比例。

（二）发育不良型肺动脉瓣狭窄

约占肺动脉瓣狭窄患者的 10%，肺动脉瓣叶形态不规则且明显增厚或呈结节状，瓣叶间无粘连，瓣叶启闭不灵活，瓣叶发育不良，肺动脉干轻度扩张或不扩张，此症常有家族史。

本病的继发性改变为右心室向心性肥厚，心肌缺血性改变，三尖瓣亦可增厚，少数伴有左心室肥厚，右心房继发增大，卵圆孔开放或伴房间隔缺损。

二、病理生理

肺动脉瓣狭窄导致右心室压力增高。肺动脉瓣严重狭窄患者右心室压力增高明显，心排血量下降，可出现周围性发绀和晕厥。由于合并房间隔缺损或卵圆孔未闭，右心房压力增高，心房水平右向左分流，患者可出现中心性发绀和缺氧表现。长期过度的右心室后负荷增大，右心室向心性增厚、扩大，心内膜下缺血和心肌劳损，导致右心衰竭。

肺动脉瓣狭窄时，右心室与肺动脉间存在不同程度压力差，产生喷射性涡流，引起肺动脉干狭窄后扩张。右心室与肺动脉间的压力阶差取决于肺动脉瓣口的狭窄程度。右心室与肺动脉之间的压力阶差超过 20 mmHg 即可诊断为肺动脉瓣狭窄，根据右心室与肺动脉压差，将其分为三种类型（表 10-1）。

表 10-1 肺动脉瓣狭窄分型

	轻度	中度	重度
右心室-肺动脉压差（mmHg）	< 50	50 ~ 79	≥ 80

三、适应证和禁忌证

（一）明确适应证

（1）典型肺动脉瓣狭窄，心排血量正常时跨肺动脉瓣压差 ≥ 50 mmHg。

（2）跨肺动脉瓣压差 ≥ 30 mmHg，同时合并劳力性呼吸困难、晕厥或先兆晕厥等症状。

（二）相对适应证

（1）重症肺动脉瓣狭窄伴心房水平右向左分流。

（2）轻、中度发育不良型肺动脉瓣狭窄。

（3）婴幼儿复杂先天性心脏病伴肺动脉瓣狭窄，暂不能进行根治术，应用经胸骨下段小切口 PS 球囊扩张术进行姑息治疗，缓解发绀。

（4）室间隔完整的肺动脉瓣膜性闭锁，右心室发育正常或轻度发育不良。

（5）重症肺动脉瓣狭窄伴左心室腔小及左心室功能低下，可逐步分次行球囊扩张术。

（三）禁忌证

（1）肺动脉瓣下漏斗部狭窄。

（2）肺动脉瓣狭窄伴先天性瓣下狭窄。

（3）肺动脉瓣狭窄伴瓣上狭窄。

（4）重度发育不良型肺动脉瓣狭窄。

（5）婴儿极重型肺动脉瓣狭窄合并重度右心室发育不良或右心衰竭。

（6）极重度肺动脉瓣狭窄或室间隔完整的肺动脉瓣闭锁合并右心室依赖性冠状动脉循环。

（7）对于危重患儿，年龄、体重均不是绝对禁忌证。

四、术前准备

1. 术前应做超声心动图、X 线胸片、心电图及常规血化验等辅助检查，结合病史和辅助检查等明确诊断，注意有无合并畸形。超声心动图是最为重要的检查。胸骨旁长轴、短轴及剑突下切面可有效分析肺动脉瓣叶的情况；应常规测量肺动脉瓣环，可判断是否存在瓣环发育不良，同时有助于选择球囊直径。通过改良的 Bernoulli 公式可计算跨瓣压差：$\Delta P = 4V^2$。ΔP 为压力阶差，V 指肺动脉内测得的多普勒流速峰值。

2. 在极重度狭窄、发绀明显或严重低氧血症合并代谢性酸中毒患者应当给予前列腺素 E1［$0.1 \sim 0.4 \, \mu g/（kg \cdot min）$］，增加肺血流，改善缺氧，纠正酸中毒。

3. 伴心力衰竭者，应有效控制心力衰竭，改善心功能。

4. 介入器材的选择

（1）球囊大小：通常选择球囊 / 瓣环的比值为 1.2 ~ 1.4，瓣膜狭窄严重者，其比值可偏小，瓣膜发育不良者选择的球 / 瓣比值偏大，选择 1.4 ~ 1.5 倍的球囊可以获得良好的效果。

（2）球囊长度：新生儿及小婴儿宜选择长度为 20 mm 的球囊。儿童使用 30 mm 长度的球囊。青年及成人使用 40 mm 长度的球囊。

5. 知情同意　因长期预后的资料尚有限，部分患者远期有再狭窄的风险，应常规签署书面手术知情同意书，向患者及其家属或监护人交代治疗中可能发生的危险及并发症，取得家属同意后方可进行手术。

五、手术方法及经验

1. 患者在术前均行经胸超声心动图检查，测量肺动脉瓣压差。

2. 患者取仰卧位，经胸超声图像清晰者，可行局部麻醉，不配合的婴幼儿行保留自主呼吸的全身麻醉；经胸超声图像不清楚，拟行经食管超声引导的患者，予以全身麻醉，气管插管。图 10-1 示经胸超声引导图像；图 10-2 示经食管超声引导图像。

3. 标记工作距离　我们在术前先测量胸骨右缘第 3 肋间至右侧股静脉穿刺点的距离，并在导管上标记相应距离，当导管进入体内达到该距离后，即可旋转导管，方便超声探查导管在右心房内的位置。

4. 穿刺右侧股静脉，置入动脉鞘（患者体重 ≤ 12 kg，使用 6 F 上肢动脉鞘；患者体重 > 12 kg，使用 7 F 下肢动脉鞘）。经动脉鞘注入肝素 80 ~ 100 U/kg。

5. 经动脉鞘送入 6 F 多功能导管及导丝。导丝头部应伸出导管外 2 ~ 4 cm，将导管及导丝一起向前推送，切忌暴力推送导管。导管及导丝插入体内达到工作距离后，退出导丝，轻轻顺时针旋转导管，超声于四腔切面即可发现导管。在超声心动图引导下，调整导管方向，使其通过三尖瓣进入右心室。测量右心室压力后，于大动脉短轴切面调整导管方向，使其朝向右心室流出道，轻轻推送导丝，即可将导丝通过肺动脉瓣送入左肺动脉内。

由于超声每次只能检查单个切面，往往不能清楚地显示导管和导丝顶端所到达的

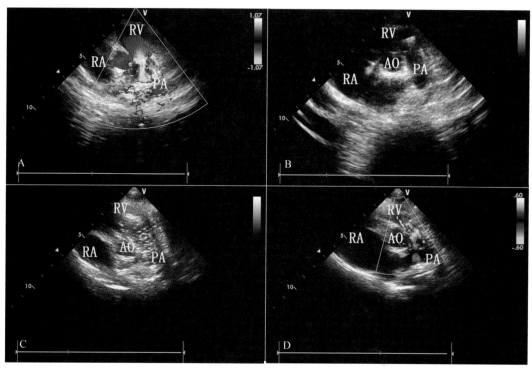

图10-1 经胸超声引导经股静脉介入治疗 PS。**A**.术前肺动脉瓣狭窄情况；**B**.导丝通过三尖瓣–右心室–肺动脉瓣至肺动脉；**C**.球囊扩张时形态；**D**.术后肺动脉瓣狭窄情况。PA：肺动脉；RA：右心房；RV：右心室；AO：主动脉

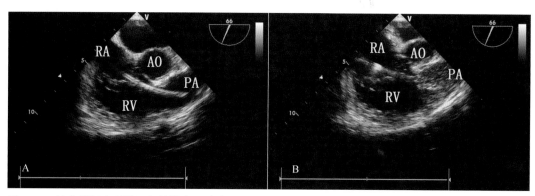

图10-2 经食管超声引导经股静脉介入治疗 PS。**A**.导丝通过三尖瓣–右心室–肺动脉瓣至肺动脉；**B**.球囊扩张时形态。PA：肺动脉；RA：右心房；RV：右心室；AO：主动脉

位置，所以可以先将猪尾导管修剪后按照工作距离送入右心房，由于导管头端体积大，超声很容易探测到导管的位置。操作猪尾导管通过三尖瓣送入右心室后，将导管头端置于右心室靠近心尖部，沿导管送入导丝，利用猪尾导管的弯度将导丝向上送入肺动脉内。

在经验丰富后可以使用右冠状动脉导管，导管通过三尖瓣后，将导管头端置于右心室中部，不可太深，不要接触右心室壁，在主动脉短轴切面上，旋转导管，使其开口朝向肺动脉，送入导丝即可通过肺动脉瓣。

缺乏经验的团队可以使用漂浮导管，但是会明显增加医疗费用，而且导管往往不能通过狭窄的肺动脉瓣而停留于右心室流出道。

6. 经导管测量右心室及肺动脉压力后，交换超硬导丝，退出导管，并测量该导管曾经插入体内的距离。沿导丝送入球囊，球囊直径为肺动脉瓣环直径的 1.2～1.5 倍。球囊导管插入体内达到上述引导导管曾经插入体内的距离后，超声可发现球囊头部到达右心室流出道，继续推送球囊到达肺动脉瓣环后，可以部分充盈球囊，压力不超过 1 个大气压，球囊部分膨胀后内部充满水泡状光点，超声可以清晰显现球囊的位置，调整导管位置，使肺动脉瓣环位于球囊中部，并务必使球囊尾部远离三尖瓣，以免造成损伤。

7. 固定球囊及导丝，以生理盐水快速扩张球囊，随球囊腔内压力的增加（5～8 个大气压），腰征随之消失。一旦球囊全部扩张，腰征消失，立即回抽生理盐水，通常从开始扩张至吸瘪球囊总时间为 5～10 s，通常反复扩张 2～4 次，有时一次有效扩张即可达到治疗目的。为防止球囊破裂，球囊的充盈压力应低于制造商规定的爆破压，并应仔细核对相应直径时对应的压力，以需要的压力进行持续的充盈直至球囊的腰征消失，球囊充盈时间应尽可能短，通常在腰征刚消失即结束充盈。充盈时间缩短可使低血压时间缩短，血压能尽快恢复正常。通常在腰征消失后再进行一次充盈，以保证扩张效果。

8. 退出球囊后，经导丝送入多功能导管测量肺动脉压力及右心室压力，若压差仍大于 40 mmHg，则增加球囊直径后再次进行扩张。如果术后肺动脉与右心室（漏斗部）之间跨瓣压差 ≤ 25 mmHg，心脏超声显示肺动脉瓣狭窄已解除，为肺动脉瓣球囊成形术效果良好。部分患者（多为重度肺动脉瓣狭窄）在肺动脉瓣球囊扩张术后瓣口梗阻虽已解除，且右心室漏斗部无明显狭窄，但氧饱和度监测 ≤ 80%，应做改良 B-T 分流术。

9. 若压差满意，退出导丝、导管，超声评估肺动脉瓣反流情况。

10. 退出动脉鞘，压迫止血，绷带包扎。

六、术后处理

1. 术后置沙袋于股静脉穿刺处，压迫 4 h。卧床 12 h。

2. 静脉应用抗生素 2 天。

3. 所有患者均需在 24 h 内复查超声心动图、胸片及心电图检查，并于术后 1 个月、3 个月、半年及每年复查。

七、手术并发症及处理

（一）一般介入并发症

如麻醉意外、感染、血管损伤等。

（二）肺动脉瓣环撕裂及心脏破裂

多由于球囊选择过大，或由于测量时高估瓣环直径所致。一旦扩张后超声发现心包积液，应立即开胸探查，如确定为肺动脉瓣环破裂，应在体外循环下修补瓣环。

（三）右心室撕裂、出血

多发生在心肌组织脆弱的新生儿或小婴儿，必要时开胸在体外循环下修补右心室。

（四）右心室流出道痉挛

多为右心室流出道处反复暴力操作引起的反应性狭窄，严重时可导致患者死亡。故操作时应轻柔，发现有痉挛表现时应暂停操作，待其恢复后再进行。必要时可以应用 β 受体阻滞剂如普萘洛尔。

（五）一过性反应

在球囊扩张过程中，由于球囊堵塞右心室流出道引起血压下降、心动过缓、缺氧等，一旦球囊吸瘪，上述反应即消失。

（六）呼吸暂停

常由于球囊扩张时间过长或过频引起。

（七）心律失常

扩张术中可引起一过性高度房室传导阻滞或快速心律失常，多于撤出器械后恢复。

（八）术后肺动脉瓣再狭窄

再次球囊扩张术可缓解复发或残存的狭窄，但术前需要判断再狭窄的病因，如果是基础病变（瓣膜发育不良、连接部位粘连、肺动脉瓣上狭窄、漏斗部狭窄）所致，需要外科手术解决。

为了预防以上并发症，应该注意以下事项：

1. 严格掌握适应证。

2. 术前需要全面评价肺动脉瓣狭窄的解剖与病理生理。

3. 选择合适的球囊导管，规范操作。

4. 术中及术后需严密监测血流动力学、血氧饱和度、酸碱及电解质平衡，及时纠正及处理。

5. 术后需要严密观察，观察内容包括生命体征，必要时术后 2 h 内复查超声心动图。

八、病例演示

病例 1　患者，男，3 岁 6 个月，体重 14.5 kg（视频 10-1）

发现心脏杂音 1 年余。平素无口唇发绀，无晕厥，无水肿，无咯血，体力、智力及发育正常。超声心动图提示：肺动脉瓣中度狭窄，跨瓣压差 58 mmHg，肺动脉瓣环直径 13 mm。在超声引导下行经股静脉介入球囊扩张术。穿刺右侧股静脉，置入 9 F 动脉鞘，经动脉鞘送入 6 F 多功能导管及导丝。在超声心动图引导下，将导丝通过肺动脉瓣送入左肺动脉内。经导管测量右心室及肺动脉压力后，交换超硬导丝，沿导丝送入 BALT 球囊，球囊直径为 18 mm。以生理盐水快速扩张球囊 5 s，反复扩张两次，超声观察肺动脉瓣开放情况，显示肺动脉瓣狭窄明显减轻，氧饱和度 100%。送入多功能导管测量跨瓣压差为 12 mmHg。退出导管、导丝及动脉鞘，压迫止血，绷带包扎。术后复查超声显示：肺动脉瓣狭窄明显减轻，测量跨瓣压差 10 mmHg。肺动脉瓣微量反流。心电图示：窦性心律。化验血常规及生化正常。静脉给予抗生素两天。

↑ 扫描收看视频 10-1 ↑

病例 2　患者，女，14 岁，体重 78 kg（视频 10-2）

出生即发现心脏杂音，口唇无发绀，无晕厥，无水肿，无咯血，发育及智力正常。超声心动图提示：肺动脉瓣中重度狭窄，跨瓣压差 71 mmHg，瓣下轻度肌性肥厚，肺动脉瓣环直径 19.5 mm。患者声窗差，于经食管超声引导下行经股静脉介入球囊扩张术。穿刺右侧股静脉，置入 11 F 动脉鞘，经动脉鞘送入 6 F 多功能导管及导丝。在超声心动图引导下，将导丝通过肺动脉瓣送入左肺动脉内。经导管测量右心室及肺动脉压力后，交换超硬导丝，沿导丝送入 BALT 球囊，球囊直径为 28 mm。以生理盐水快速扩张球囊 5 s，反复扩张两次，超声观察肺动脉瓣开放情况，测量肺动脉与右心室（漏斗部）之间跨瓣压差 34 mmHg，显示肺动脉瓣开放明显好转。送入多功能导管测量跨瓣压差 29 mmHg。退出导管、导丝及动脉鞘，压迫止血，绷带包扎。术后超声显示：肺动脉瓣狭窄明显减轻，测量跨瓣压差 26 mmHg。肺动脉瓣轻度关闭不全。心电图示：窦性心律。化验血常规及生化正常。静脉给予抗生素 2 天。术后第 4 日晨出院。

↑ 扫描收看视频 10-2 ↑

病例 3　患者，男，5 岁，体重 18 kg（视频 10-3）

发现心脏杂音 1 周余。平素无口唇发绀，无晕厥，无水肿，无咯血，体力、智力及发育正常。超声心动图提示：肺动脉瓣中重度狭窄，跨瓣压差 72 mmHg，肺动脉瓣环直径 14 mm。患者在超声引导下行经股静脉介入球囊扩张术。穿刺右侧股静脉，置入 9 F 动脉鞘，经动脉鞘送入 6 F 右冠导管及导丝。在超声心动图引导下，将导丝通过肺动脉瓣送入左肺动脉内。经导管测量右心室及肺动脉压力后，交换超硬导丝，沿导丝送入 BALT 球囊，球囊直径为 20 mm。以生理盐水快速扩张球囊 5 s，超声观察肺动脉瓣开放情况，测量肺动脉与右心室（漏斗部）之间跨瓣压差 9 mmHg，显示肺动脉瓣狭窄基本解除，氧饱和度 100%。送入多功能导管测量跨瓣压差 13 mmHg。退出导管、导丝及动脉鞘，压迫止血，绷带包扎。术后超声显示：肺动脉瓣狭窄明显减轻，测量跨瓣压差 12 mmHg。肺动脉瓣未见明显反流。心电图示：窦性心律。化验血常规及生化正常。静脉给予抗生素 2 天。术后第 1 天下午出院。

↑扫描收看视频 10-3 ↑

参考文献

［1］Wang SZ，Ou-Yang WB，Hu SS，et al. First-in-human percutaneous balloon pulmonary valvuloplasty under echocardiographic guidance only. Congenital Heart Disease，2016.（PMID：27346469）

［2］潘湘斌，胡盛寿，欧阳文斌，等 . 单纯超声引导下经皮肺动脉瓣球囊成形术的应用研究 . 中华小儿外科杂志，2015，36（4）：286-288.

［3］Taggart NW，Cetta F，Cabalka AK，et al. Outcomes for balloon pulmonary valvuloplasty in adults：comparison with a concurrent pediatric cohort. Catheterization and Cardiovascular Interventions，2013，82（5）：811-815.

［4］Rao PS. Percutaneous balloon pulmonary valvuloplasty：state of the art. Catheterization and Cardiovascular Interventions，2007，69（5）：747-763.

［5］Harrild DM，Powell AJ，Tran TX，et al. Long-term pulmonary regurgitation following balloon valvuloplasty for pulmonary stenosis risk factors and relationship to exercise capacity and ventricular volume and function. Journal of the American College of Cardiology，2010，55（10）：1041-1047.

［6］McCrindle BW. Independent predictors of long-term results after balloon pulmonary valvuloplasty. Circulation，1994，89（4）：1751-1759.

第十一章
单纯超声引导经股动脉介入治疗主动脉瓣狭窄

主动脉瓣狭窄的病因可分为风湿性主动脉瓣病变、先天性主动脉瓣发育异常以及退行性主动脉瓣病变。主动脉瓣先天畸形是年轻患者主动脉瓣狭窄的常见原因，最常见是二瓣化畸形。退行性主动脉瓣病变多出现在年龄超过 65 岁的患者中，在 70 岁以上主动脉瓣病变患者中，退行性变占 70% 以上，风湿热导致的主动脉瓣病变也是常见原因之一，瓣叶的增厚以及瓣叶交界的融合最终形成钙化，导致瓣口狭窄。

一、解剖特点

通常根据狭窄的成因将主动脉瓣狭窄分为以下三种类型：

1.先天性主动脉瓣狭窄　先天性瓣叶畸形（常见二瓣化）导致瓣口面积减小，经过几十年的进展可出现严重钙化，表现为瓣叶组织中及瓣叶交界处的大量钙化结节，可累及瓣环及主动脉壁，可合并瓣膜关闭不全。

2.风湿性主动脉瓣狭窄　最初表现为三个瓣叶的局限增厚，交界粘连，晚期表现为瓣膜严重钙化，瓣口固定性狭窄。

3.退行性主动脉瓣狭窄　瓣膜结构多保持三个瓣叶，交界处无融合，瓣叶散在钙化致瓣口固定。

二、病理生理

正常人主动脉瓣口面积为 3 ～ 4 cm^2，当主动脉瓣口面积减少到正常 1/4 时，血流动力学将发生明显变化，主动脉瓣狭窄的直接影响是左心排空受阻，严重的先天性主动脉瓣狭窄患者若不经手术治疗常于出生后很快死亡，成人主动脉瓣狭窄进展较缓慢，左心代偿性心室肌肥厚，相应的心室顺应性减少，舒张末压力增加，舒张功能出现障碍，冠脉血流量减少并出现不均匀分布，导致心内膜缺血，同时缺血加重左心功能障碍，形成恶性循环。左心室排空受阻可导致左心房、肺静脉压力升高，引起肺淤血，患者劳累后或情绪激动时出现劳累型呼吸困难。

三、适应证和禁忌证

（一）适应证

1. 单纯性重症主动脉瓣狭窄患者。

2. 合并左心室收缩功能减退或静息状态下经导管测量的跨瓣峰压差 ≥ 50 mmHg 的单纯性主动脉瓣狭窄患者。

3. 单纯性主动脉瓣狭窄，静息状态下经导管测量的跨瓣峰压差 ≥ 40 mmHg，但在安静或运动时同时合并有心绞痛、晕厥等症状，或者心电图上有缺血性 ST-T 改变。

4. 对于无症状、心电图上无 ST-T 变化的儿童或青少年主动脉瓣狭窄患者可考虑治疗。

5. 静息状态下经导管测量的跨瓣峰压差 ≥ 40 mmHg，准备参加竞技体育运动或妊娠的患者可考虑治疗。

6. 在深度镇静或麻醉状态下经心导管测量的跨瓣峰压差 < 50 mmHg，但在非镇静状态下超声多普勒测量的跨瓣平均压差 > 50 mmHg 可考虑治疗。

（二）禁忌证

心导管测量的跨瓣峰压差 < 40 mmHg，没有相关症状和心电图改变、单纯性主动脉瓣狭窄的患者，同时合并中度主动脉瓣反流，有必要进行主动脉瓣置换或外科手术成形者。

四、术前检查

（1）常规实验室及影像学检查项目：心脏 X 线片，心电图，超声心动图，血常规，肝、肾功能和血电解质，出、凝血时间和传染病指标等。检查目的为全面评价患者的心脏和其他脏器的功能，必要时根据病情增加相关项目，如心肌酶、肺功能检查、动态心电图等。

（2）术前经胸超声心动图检查，重点观察以下内容：评价主动脉瓣瓣膜形态、功能、瓣口大小及跨瓣压差情况。

（3）术前签署手术知情同意书，告知相关风险及可能并发症。

五、手术操作步骤

患者取仰卧位，全身麻醉，气管插管。术前再次行超声检查，测量主动脉瓣环直径及跨瓣压差（图 11-1）。穿刺右侧颈内静脉，置入 6 F 动脉鞘，在超声引导下经动脉鞘送入临时起搏导线至右心室，连接临时起搏器备用。穿刺右侧股动脉，置入球囊对应型号的下肢动脉鞘，经动脉鞘送入 6 F 多功能导管及导丝。超声显示主动脉长轴切面，在超声引导下调整导管及导丝方向，反复尝试推送导丝送过主动脉瓣进入左心室，如果调整导管方向困难，可以使用右冠导管帮助跨瓣。导丝进入左心室后，沿导丝推送导管进入左心室。经导管测量左心室及主动脉压力后，交换超硬导丝，撤出导管时要标记导管曾

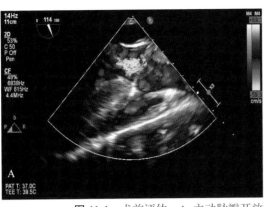
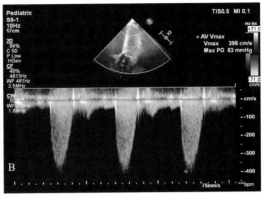

图 11-1 术前评估。**A**. 主动脉瓣开放受限；**B**. 测量最大跨瓣压差 63 mmHg

经插入体内的深度，标记为工作距离，沿导丝送入 BALT 球囊（法国 BALT 公司），球囊直径不超过主动脉瓣环直径。当球囊导管插入深度达到工作距离时，可以部分充盈球囊，以便在超声下调整球囊位置，使球囊中部位于主动脉瓣环处。在起搏器超速抑制下，固定球囊导管及导丝，快速充盈球囊扩张主动脉瓣（图 11-2）。扩张后吸瘪球囊并将其退入主动脉，利用多普勒超声观察主动脉瓣开放及反流情况（图 11-3），若开放不满意，则增加球囊直径进行再次扩张。扩张满意后，退出导管、导丝及动脉鞘，压迫止血，绷带包扎。经胸超声引导步骤见图 11-4 至 11-6。

六、术后处理

术后患者常规卧床休息 12 h，心电监测 24 h，注意观察患者的生命体征，主要包括心率、心律、血压、血氧饱和度等，以便及时掌握病情变化。并注意观察穿刺部位是否有血肿及足背动脉搏动情况，防止压迫穿刺点造成下肢缺血。并经静脉预防性应用抗生素 2 天，所有患者于术后 24 h 内复查超声心动图、心电图及 X 线胸片，在术后 1、3、6、

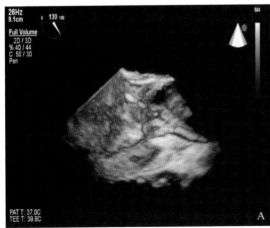
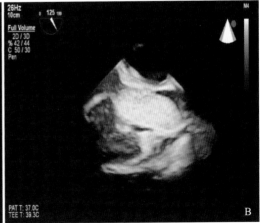

图 11-2 三维超声显示。**A**. 球囊导管通过狭窄主动脉瓣口；**B**. 充盈球囊扩张主动脉瓣口

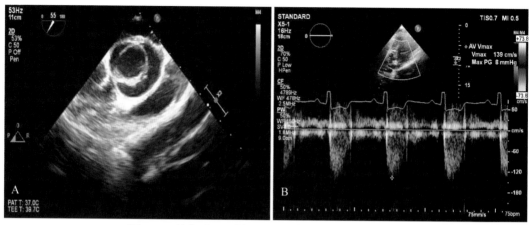

图 11-3 扩张后。**A**. 瓣口面积增加；**B**. 跨瓣压差减低

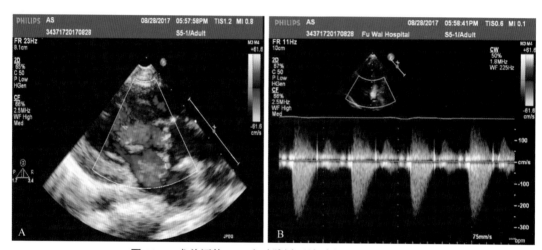

图 11-4 术前评估。**A**. 主动脉瓣开放受限；**B**. 测量压差

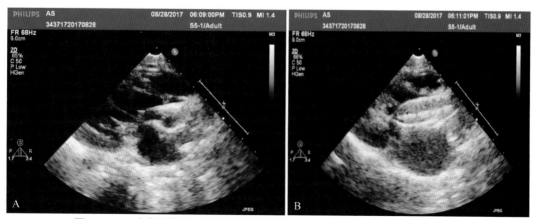

图 11-5 **A**. 球囊导管通过狭窄主动脉瓣瓣口；**B**. 充盈球囊扩张主动脉瓣瓣口

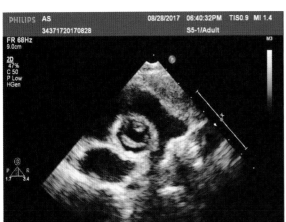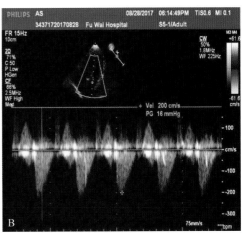

图 11-6　扩张后。**A**.瓣口面积增加；**B**.跨瓣压差减低

12 个月以及以后的每隔 1 年进行 1 次超声心动图随访。

七、术后并发症及处理

1. 主动脉瓣反流　大部分为轻度反流，中至重度反流文献报道发生率 4% 左右。严重主动脉瓣反流可以引起急性左心衰竭，需要做换瓣准备。目前认为与球囊 / 瓣环比值过大有关，因此实际操作过程中球囊直径应不超过主动脉瓣环直径，以免大量反流的发生。

2. 股动脉血栓形成或血管损伤　股动脉损伤占球囊扩张的 12% 左右，术后早期表现为局部动脉搏动减弱，最后消失，下肢缺血表现。血栓形成的内科处理包括肝素、尿激酶等溶栓治疗；外科治疗有局部取栓及血管损伤修补。

3. 心律失常　PBAV 时心律失常相当常见，常出现一过性心电图异常，快速心律失常包括早搏、室上性心动过速、短阵室性心动过速，甚至心室颤动。以上心律失常大部分为一过性，对严重心律失常需要紧急处理，包括球囊导管撤离心脏，药物及电击、起搏器辅助治疗。

4. 栓塞　导管操作过程中细小血块、空气或脱落瓣膜小片等都会引起动脉系统栓塞。因此导管操作时需要注入肝素 80 ～ 100 U/kg，保证 ACT 大于 250 s。球囊导管要注意反复排气，这样即使扩张时球囊破裂也不至于由于空气外溢引起栓塞。

八、技术优势

超声在评估心脏结构和血流动力学方面较放射线引导有明显优势。首先，超声引导下可以根据血流方向调整导管导丝方向，更容易通过狭窄的主动脉瓣瓣口。其次，超声引导下可以清晰显示球囊扩张的全过程以及实时判断球囊的位置是否正确。射线下无法清晰看到瓣口，扩张过程中球囊很容易滑脱，达不到对狭窄瓣口的有效扩张。最后，超声可以对扩张后效果、瓣膜反流以及是否合并存在心包积液等情况进行实时评估。

九、病例演示

病例 1 患者，女，45 岁，身高 176 cm，体重 69 kg（视频 11-1）

主诉：反复心悸、头晕、乏力 1 个月入院。

术前检查：心率 95 次 / 分，血压 106/79 mmHg，血氧饱和度 98%（未吸氧），神志清，心律齐，主动脉瓣区闻及中重度收缩期杂音，伴震颤，余查体无特殊。超声心动图显示主动脉瓣左冠瓣与右冠瓣融合，开放呈二叶式，瓣叶稍厚，回声增强，开放受限，闭合欠佳，跨瓣压差 63 mmHg，瓣环直径 23 mm，升主动脉呈狭窄后扩张表现。诊断为主动脉瓣二瓣化畸形合并主动脉瓣重度狭窄，建议其进行 PBAV 治疗。

操作方法：患者取仰卧位，全身麻醉，气管插管。术前再次行超声检查，测量主动脉瓣环直径及跨瓣压差。穿刺右侧颈内静脉，置入 6 F 动脉鞘，经动脉鞘送入临时起搏导线至右心室，连接临时起搏器备用。穿刺右侧股动脉，置入 10F 下肢动脉鞘，经动脉鞘送入 6 F 多功能导管及导丝。在超声引导下将导管及导丝送过主动脉瓣进入左心室。经导管测量左心室及主动脉压力后，交换超硬导丝，沿导丝送入 BALT 球囊（法国BALT 公司），球囊直径 20 mm。球囊插入深度达到工作距离后，部分充盈球囊，在超声下调整球囊位置，使球囊中部位于主动脉瓣环处。在起搏器超速抑制下（心率 180 次 /分），固定球囊导管及导丝，快速充盈球囊扩张主动脉瓣。扩张后吸瘪球囊并将其退入主动脉，利用多普勒超声观察主动脉瓣开放及反流情况。该患者分别以 20 mm×3 cm 和23 mm×4.5 cm 直径扩张主动脉瓣两次。扩张满意后，退出导管、导丝及动脉鞘，压迫止血，绷带包扎。

治疗效果：患者症状明显改善，主动脉瓣区杂音较术前减轻，主动脉瓣跨瓣压差由术前 63 mmHg 降至术后 14 mmHg。根据连续多普勒检查发现扩张后经主动脉瓣瓣口的血流速度减慢，瓣口面积增加，由 0.9 cm^2 扩大为 2.0 cm^2。手术持续时间 1 h，操作时间 30 min；术中出血量 20 ml，术后 2 天顺利出院。术后随访 1个月，患者无并发症发生。

↑扫描收看视频 11-1 ↑

参考文献

［1］Feldman T. Balloon aortic valvuloplasty：still under-developed after two decades of use. Catheter Cardiovasc Interv，2013，81：374-375.

［2］Ben-Dor I，Maluenda G，Dvir D，et al. Balloon aortic valvulo-plasty for severe aortic stenosis as a bridge to transcatheter/surgical aortic valve replacement.Catheter Cardiovasc Interv，2013，82：632-637.

［3］Baysson H，Rehel JL，Boudjemline Y，et al. Risk of cancer associated with cardiac catheterization procedures during childhood：a cohort study in France. BMC Public

Health，2013，13：26.

［4］Khawaja MZ，Sohal M，Valli H，et al. Standalone balloon aortic valvuloplasty：indications and outcomes from the UK in the transcatheter valve era. Catheter Cardiovasc Interv，2013，81：366-373.

［5］Elkayam U，Bitar F. Valvular heart disease and pregnancy. Am Coll Cardiol，2005，46：223-229.

［6］Meinel FG，Nance JWJr，Harris BS，et a1. Radiation risks from cardiovascular imaging tests. Circulation，2014，130（5）：442-445.

［7］潘湘斌，逄坤静，胡盛寿，等 . 经食管超声心动图引导下介入治疗房间隔缺损幼儿的有效性和安全性 . 中华心血管病杂志，2013，41（9）：744-746.

［8］ChristineBourgault，JosepRodés-Cabau，Jean-Marc Côté，etal.Usefulness of Doppler echocardiography guidance during balloon aortic valvuloplasty for the treatment of congenital aortic stenosis. International Journal of Cardiology，2008，128：30-37.

第十二章

单纯超声引导经股静脉介入治疗二尖瓣狭窄

二尖瓣狭窄（MS）多见于女性，男女比例为 2∶3 ～ 3∶4，急性风湿热是二尖瓣狭窄最主要的病因，约占总数的 80% ～ 90%，其他原因少见，包括先天性狭窄、瓣环严重退变钙化、心脏肿瘤、心内膜纤维化等。在风湿性心脏病中，单纯二尖瓣狭窄的发病率为 25% ～ 40%。

一、解剖特点

二尖瓣风湿热的炎症改变为瓣叶交界边缘的水肿和渗出，随后纤维蛋白沉积，纤维组织形成，累及瓣叶、腱索及乳头肌造成瓣口面积的狭小。根据病变程度，二尖瓣狭窄可分为四种类型：

（1）隔膜型：纤维增厚、粘连局限于瓣叶边缘及瓣叶交界处，瓣叶本身病变轻微，活动一般不受限。

（2）隔膜增厚型：在隔膜型基础上出现瓣叶增厚，瓣叶活动部分受限，腱索可轻度粘连。

（3）隔膜漏斗型：瓣叶普遍增厚，后瓣可卷缩，腱索粘连缩短，向下牵拉瓣叶，使瓣叶形成局限的漏斗状，瓣膜活动尚可，可伴有二尖瓣关闭不全。

（4）漏斗型：瓣叶普遍增厚，腱索及乳头肌明显纤维化，腱索明显增粗、粘连、缩短，瓣口呈漏斗状狭窄，瓣叶活动明显受限，常伴有二尖瓣关闭不全。

二、病理生理

正常成人瓣口面积为 4 ～ 6 cm²，当二尖瓣口面积小于 2 cm² 时，血流动力学将发生明显变化，血流从左心房进入左心室受阻，左心房压升高，血液流动需增加左心房与左心室的压力阶差，当二尖瓣口面积小于 1 cm² 时，左心房-左心室压力阶差已达到 20 mmHg 以上，肺静脉及肺毛细血管压力明显升高，导致肺淤血，患者劳累或情绪激动时肺静脉及肺毛细血管血容量明显增加，可出现劳力性呼吸困难、咯血等症状。严重的肺淤血可导致肺小动脉痉挛，肺动脉压力被动性升高，长此以往可导致肺小动脉器质性硬化、狭窄，最终发展为严重肺动脉高压，当肺动脉压力超过 60 mmHg 时，右心室排空严重受阻，可导致右心功能不全，右心衰竭。

三、适应证和禁忌证

（一）适应证

（1）中、重度单纯二尖瓣狭窄，交界处融合，瓣叶活动好，无钙化，瓣下结构轻度融合或肥厚，无二尖瓣反流，左心房无血栓，窦性心律，超声心动图二尖瓣 Wilkins 评分≤8 分（表 12-1）。

表 12-1 Wilkins 评分

瓣叶活动度	瓣叶增厚程度	钙化程度	瓣下增厚情况	分值
活动度好，仅瓣尖活动受限	接近正常，约 4～5 mm	仅单个区域钙化	轻度增厚	1
瓣叶活动轻度受限，瓣中部及基底部活动正常	瓣叶边缘增厚（5～8 mm），余瓣叶正常	瓣叶边缘散在钙化	腱索近端 1/3 增厚	2
瓣叶活动明显受限，舒张期瓣叶尚可前向运动	全瓣叶增厚（5～8 mm）	钙化扩展至瓣叶中部	腱索远端 1/3 增厚	3
舒张期瓣叶不能或仅能轻度前向运动	全瓣叶增厚（>8 mm）	大部分瓣叶组织钙化	腱索结构广泛增厚并挛缩，累及乳头肌	4

（2）存在外科手术禁忌证或外科高风险的症状明显的二尖瓣狭窄患者。

（3）静息状态下肺动脉收缩压＞50 mmHg，需进行重大非心脏手术患者，有妊娠要求的患者。

（二）禁忌证

风湿活动期，有体循环栓塞史及严重心律失常，瓣叶严重变形卷曲，瓣下结构严重融合，合并二尖瓣中度以上关闭不全。

四、术前检查

（1）常规实验室及影像学检查项目：心脏 X 线片，心电图，超声心动图，血常规，肝、肾功能和血电解质，出、凝血时间和传染病指标等。检查目的为全面评价患者的心脏和其他脏器的功能，必要时根据病情增加相关项目，如心肌酶、肺功能检查、动态心电图等。合并持续性心房颤动的患者可行胸部 CT 检查，评估左心房血栓情况。

（2）术前经胸（TTE）和（或）经食管超声心动图（TEE）检查，重点观察以下内容：评价二尖瓣瓣膜形态、功能、瓣口大小及左心房是否存在血栓。对于合并心房颤动或者临床怀疑存在左心房血栓的患者，术前应行经食管超声检查，明确左心房血栓情况。

（3）术前签署手术知情同意书，告知相关风险及可能并发症。

五、手术操作步骤

（1）器械准备：16 G 套管针、14 F 下肢动脉鞘、6 F MPA2 导管、cook 超硬导丝（260 cm）、71 cm 房间隔穿刺针及 8 F SR0 穿刺鞘（MULLIN 鞘）、Inoue 二尖瓣球囊扩张装置、压力监测装置等（图 12-1）。球囊直径的选择：球囊直径（mm）= 身高（cm）/10 + 10。

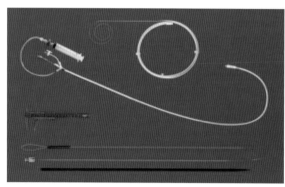

图 12-1　二尖瓣球囊扩张装置

（2）麻醉：患者取仰卧位，术前行超声心动图检测再次确认二尖瓣瓣口面积、跨瓣压差等指标（图 12-2）。根据患者经胸超声声窗情况决定是否需要应用经食管超声，经食管超声引导一般需要全麻气管插管；经胸超声引导的患者可选择 1% 利多卡因于右侧腹股沟区股静脉穿刺处施行局部浸润麻醉。

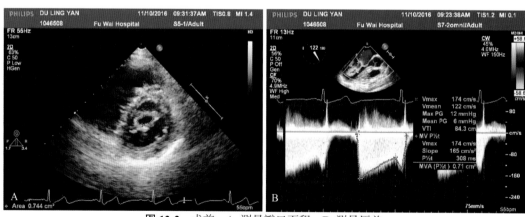

图 12-2　术前。**A**. 测量瓣口面积；**B**. 测量压差

（3）股静脉穿刺：麻醉满意后，应用 16 G 套管针穿刺右侧股静脉。测量穿刺点至胸骨右缘第 3 肋间的距离，标记为第一工作距离。经右侧股静脉置入 14 F 下肢动脉鞘。

（4）房间隔穿刺：经动脉鞘送入 6 F 的 MPA2 导管及导丝，导管插入深度与第一工作距离一致，在超声引导下将多功能导管送至房间隔卵圆窝附近，撤出多功能导管，保留导丝于右心房内，在超声引导下沿导丝送入房间隔穿刺鞘，插入深度与 MPA2 导管曾经插入体内的深度一致，撤出导丝，经穿刺鞘送入房间隔穿刺针，针尾保留 1 cm 在穿刺鞘外，在超声引导下，调整穿刺鞘管位置，使其顶在房间隔上，超声可看到房间隔局部呈帐篷状突起，通过旋转及推送穿刺鞘管调整穿刺点的位置（图 12-3）。超声显示四腔心、双房、大动脉短轴等多切面，再次确认穿刺鞘尖端位于理想的穿刺位点后，固定穿刺鞘推入穿刺针，有轻微突破感，经穿刺针回抽有血液。穿刺房间隔后通过向导管内注射少量生理盐水观察左心房内是否出现云雾状水泡影，进一步确定穿刺是否成功（图 12-4）。

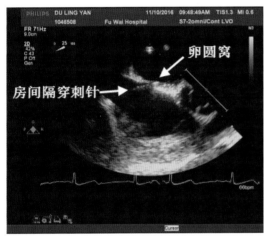

图 12-3　穿刺房间隔卵圆窝处

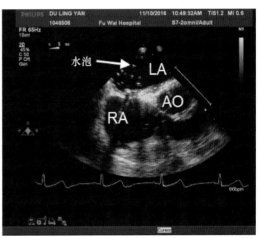

图 12-4　穿刺成功，显示左心房内水泡影

（5）确认穿刺成功后，固定穿刺针，轻轻将房间隔穿刺鞘管旋入左心房，撤出穿刺针，记录左心房压力，经鞘管送入左心房引导导丝。保留导丝，退出房间隔穿刺鞘管，注意在体外测量导管曾经插入体内的深度，标记为第二工作距离。经外周静脉注入肝素 80 U/kg，术中监测 ACT，使数值维持 > 250 s。

（6）球囊导管操作：沿左心房导丝送入 14 F 房间隔扩张器，扩张皮肤软组织、静脉入口及房间隔穿刺处，插入深度与第二工作距离一致，撤出扩张器，沿左心房导丝置入 Inoue 二尖瓣扩张球囊导管，插入深度超过第二工作距离 3 cm 后，撤出金属延伸管及左心房二圈半导丝（图 12-5）。经球囊导管插入 Stylet，在超声引导下通过旋转推送导管来调整球囊导管方向使其头端通过二尖瓣环进入左心室（图 12-6）。此过程中可以部分充盈球囊，以便在超声下调整球囊位置。在超声引导下调整球囊位置，使球囊位于二尖瓣口，固定球囊导管快速充盈球囊扩张二尖瓣（图 12-7）。待球囊导管的腰部完全充盈后快速回抽球囊内液体，同时轻轻回撤球囊导管使其退至左心房，此时可少量充盈球囊以防导管经房间隔脱入右心房。

（7）扩张效果评估：球囊扩张后吸瘪球囊并将其退入左心房，测量左心房压力。利用多普勒观察二尖瓣开口面积及有无反流（图 12-8）。左心房平均压小于 11 mmHg，跨

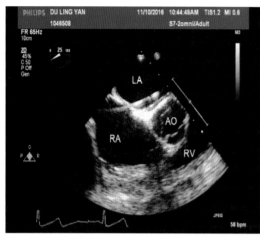

图 12-5　球囊导管通过房间隔进入左心房

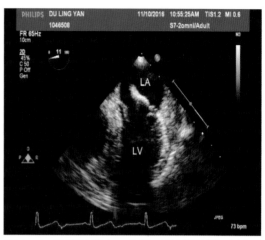

图 12-6　球囊导管在二尖瓣口尝试通过狭窄瓣口进入左心室

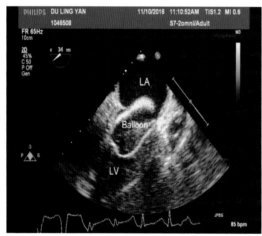

图 12-7　充盈球囊扩张二尖瓣

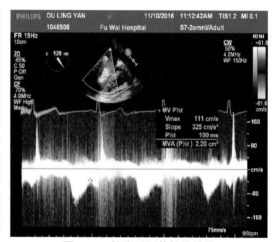

图 12-8　扩张后评估扩张效果

瓣压差小于 8 mmHg 为成功，小于 6 mmHg 为优，心脏超声提示瓣口面积达到 1.5 cm² 以上为成功，大于 2 cm² 为优。交界处完全分离，瓣口面积大于 1.5 cm²，出现二尖瓣反流或者反流增加 25%，可以停止扩张。扩张满意后，退出导管、导丝及动脉鞘，压迫止血，绷带包扎。

（8）经胸超声引导：见图 12-9 至图 12-14。

六、术后处理

术后患者常规卧床休息 12 h，心电监测血压 24 h，注意观察患者的生命体征，主要包括心率、心律、血压、血氧饱和度等，以便及时掌握病情变化。并注意观察穿刺部位是否有血肿及足背动脉搏动情况，防止压迫穿刺点造成下肢缺血，并经静脉预防性应用

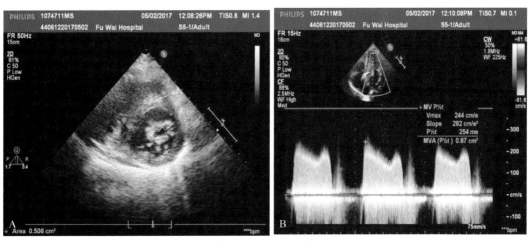

图 12-9 术前经胸超声显示。**A**. 测量瓣口面积；**B**. 测量压差

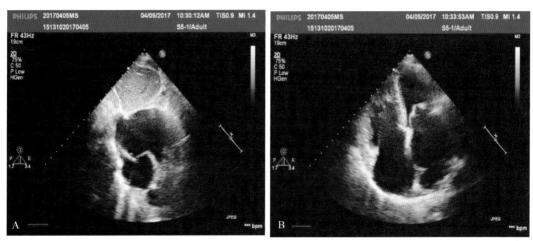

图 12-10 **A**. 穿刺房间隔卵圆窝处；**B**. 房间隔被尖锐的穿刺鞘管顶向左心房侧

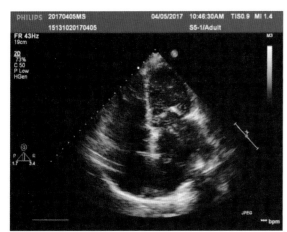

图 12-11 穿刺成功，显示左心房内水泡影

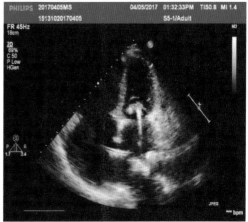

图 12-12 球囊导管在二尖瓣口尝试通过狭窄瓣口进入左心室

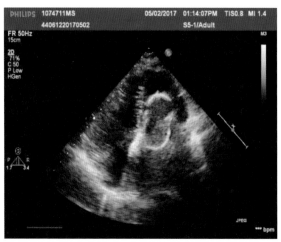

图 12-13　充盈球囊扩张二尖瓣

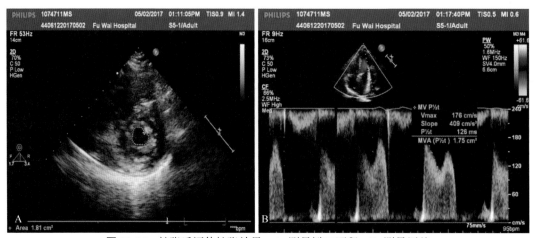

图 12-14　扩张后评估扩张效果。**A**. 测量瓣口面积；**B**. 测量压差

抗生素 2 天。所有患者于术后 24 h 内复查超声心动图、心电图及 X 线胸片，在术后 1、3、6、12 个月以及以后的每隔 1 年进行 1 次超声心动图随访。合并房颤患者建议长期服用华法林抗凝，监测国际标准化比值（INR），维持 INR 在 1.5 ～ 2.0 之间。如果术后患者仍然有症状，可以给予利尿剂和 β 受体阻滞剂，减轻心脏负荷和控制心率、降低心排血量等处理。

七、术后并发症及处理

1. 心脏压塞　房间隔穿刺后心脏压塞是二尖瓣球囊扩张的主要并发症。1994 年前文献报道发生率为 1.66% ～ 3.66%，近年来随着该技术的普及及改进，发生率有所降低，约 0.2% ～ 2.2%。发生原因：主要由房间隔穿刺失误引起，包括房间隔穿刺定位不准确、房间隔穿刺针及套管推进过深；部分由于导丝或导管穿破心房或肺静脉。少量心包积液可以观察生命体征，稳定者可以继续行 PBMV；中到大量心包积液会导致心脏压塞，需要立即行心包穿刺引流处理，积极处理心包积液无明显减少者须急诊行外科手术治疗。

2. 重度二尖瓣关闭不全　发生率为 1.16% ～ 12.4%。产生的主要原因包括：①瓣膜条件不理想，国内有学者提出，前瓣活动度是决定是否造成二尖瓣反流的重要因素。②球囊直径选择过大。③扩张次数过多。④操作不当，如扩张时球囊伸入乳头肌或腱索，导致乳头肌或腱索断裂。预防方法包括：①严格掌握适应证，研究表明 Wilkins 超声评分法，对选择病例有一定意义。②选择合适的球囊导管型号及扩张直径。③明确治疗目标：以改善临床症状为第一目标，不过分追求瓣口面积的大小，特别是对于瓣膜条件不理想者。④避免球囊导管伸入乳头肌或腱索。一旦发生重度二尖瓣关闭不全，应积极强心利尿治疗，在保守治疗无效的情况下，需行外科二尖瓣替换术。

3. 急性肺水肿　常见原因：重度二尖瓣狭窄、左心房压过高、术中精神紧张、导管刺激诱发心律失常、球囊扩张导致重度二尖瓣反流、二尖瓣关闭不全等。预防措施：①做好充分术前准备：淤血重者，应给予强心利尿治疗；快心室率房颤者给予地高辛和 β 受体阻滞剂，再行 PBMV。另外，尽量缩短手术时间，避免重度二尖瓣关闭不全的产生。

4. 栓塞　体循环栓塞发生率约 1% ～ 3%，以房颤患者发生率较高，但也有窦性心律发生栓塞的报道。若无禁忌，房颤患者均应长期口服华法林抗凝，以预防血栓形成及栓塞事件发生。

5. 再狭窄　PBMV 术后再狭窄的发生率为 0% ～ 51%，多数为 15% ～ 20%。发生率差异与术前患者基本条件（包括年龄、病程、二尖瓣超声评分、有无房颤及围术期有无其他并发症、随访时间等众多因素）有关。年龄、不理想的瓣膜条件、高 NYHA 心功能分级、房颤和术后二尖瓣跨瓣压、二尖瓣口面积、二尖瓣反流程度为再狭窄及远期疗效的独立预测因素。

6. 其他并发症

（1）心律失常：术后心律失常发生率为 0.5% ～ 3.7%。

（2）残留房间隔分流：房间隔穿刺处残余分流，发生率较低，分流量多不大，60% 的患者术后可以愈合。

八、技术优势

超声在评估心脏结构和血流动力学方面较放射线引导有明显优势。首先，超声引导下更容易定位房间隔穿刺点。可以根据心房的大小来调整穿刺点与二尖瓣的距离。其次，超声引导下更容易通过狭窄的二尖瓣瓣口。球囊和心脏结构的相对位置在超声下更直观可见，这样术中更方便调整球囊导管的方向，更容易通过狭窄的瓣口。相比较而言，放射线引导下导管尖端和二尖瓣瓣口的相对位置关系很难精确判断。再次，超声引导下可以清晰显示球囊扩张的全过程以及实时判断球囊的位置是否正确。放射线下无法清晰看到瓣口，扩张过程中球囊很容易脱入左心室或者左心房，达不到对狭窄瓣口的有效扩张。

最后，扩张后超声可以对扩张效果、瓣膜反流以及是否合并存在心包积液、腱索损伤等情况进行实时评估。

九、病例演示

病例 1 患者为女性，40 岁，孕 28 周，身高 160 cm（视频 12-1）

主诉：心悸、胸闷、呼吸困难 2 个月，加重 1 周

现病史：患者孕 20 周时产检发现中度二尖瓣狭窄合并肺动脉高压，窦性心律，心功能 Ⅱ 级。近期出现呼吸困难、气喘、肺水肿等心力衰竭表现，遂转诊至我院。血压 100/70 mmHg，心率 90 次 / 分，双肺底可闻及湿啰音，血氧饱和度 92%（未吸氧）。超声心动图显示二尖瓣口面积（MVOA）为 0.7 cm²（面积法估算）；平均跨瓣压差（MVG）20 mmHg。二尖瓣柔软，无钙化伴微少量二尖瓣反流，TTE 彩超没有发现明显左心房血栓的证据。诊断为妊娠合并二尖瓣中重度狭窄，建议其进行 BMV 治疗，由于症状不明显，担心射线对胎儿的影响，拒绝接受治疗。故拟行单纯经胸超声引导经皮二尖瓣球囊扩张术。

方法：患者取仰卧位，全身麻醉，保留自主呼吸。术前再次行超声心动图检查，测量二尖瓣跨瓣压差和瓣口面积。穿刺右侧股静脉，置入 14 F 下肢动脉鞘，经动脉鞘送入多功能导管及导丝。在超声引导下操纵房间隔穿刺鞘及针使其尖端进入房间隔卵圆窝部位。穿刺房间隔后通过向导管内注射少量生理盐水观察左心房内是否出现云雾状水泡影，进一步确定穿刺是否成功和穿刺针是否已进入左心房，同时描记压力曲线。确认穿刺成功后置入左心房导丝，沿左心房导丝置入 Inoue 二尖瓣扩张球囊导管（26 mm）。超声引导下调整球囊导管方向使其头端通过二尖瓣环进入左心室。在超声引导下调整球囊位置，使球囊位于二尖瓣口，固定球囊导管，快速充盈球囊扩张二尖瓣。该患者分别以 25 mm 和 26 mm 直径扩张二尖瓣两次。扩张满意后，退出导管、导丝及动脉鞘，压迫止血，绷带包扎。

治疗效果：左心房直径从 48 mm 减少到 40 mm；左心房平均压从 20 mmHg 减少到 11 mmHg。左房室瓣跨瓣压差从 14 mmHg 减少到 7 mmHg。术后肺动脉平均压恢复至 15 mmHg。二尖瓣口面积从术前的 0.7 cm² 增加至 2.2 cm²，二尖瓣区舒张期隆隆样杂音从中重度减为轻度，胸闷、气促、呼吸困难等症状明显缓解，纽约心功能分级提高到 Ⅱ 级。手术持续时间 1.5 h，操作时间 32 min；术中出血量 30 ml，术后 2 天顺利出院。术后随访 3 个月，患者无并发症发生。

↑扫描收看视频 12-1 ↑

病例 2 患者，女，40 岁，体重 48 kg（视频 12-2）

主诉：胸闷、心悸 5 年，加重 1 年

现病史：患者 5 年前开始出现胸闷、心悸，1 年来加重，伴下肢水肿，查体：血

压 115/63 mmHg，脉搏 64 次 / 分，血氧饱和度 98%，心尖区可闻及舒张期隆隆样杂音；心电图：左心房扩大，P 波异常增宽；X 线胸片：两肺淤血，心脏增大，左心房明显大，心影呈梨形，心胸比 0.56；超声心动图显示二尖瓣口面积（MVOA）为 0.7 cm^2（面积法估算）；平均跨瓣压差（MVG）19 mmHg。二尖瓣尖稍钙化，伴微少量二尖瓣反流，TEE 提示：左心房及左心耳未见血栓。拟行单纯经食管超声引导经皮二尖瓣球囊扩张术。

方法：患者取仰卧位，全身麻醉，气管插管。穿刺右侧股静脉，置入 14 F 下肢动脉鞘，经动脉鞘送入多功能导管及导丝。在超声引导下操纵房间隔穿刺鞘及针使其尖端进入房间隔卵圆窝部位。穿刺房间隔后通过向导管内注射少量生理盐水观察左心房内是否出现云雾状水泡影，进一步确定穿刺是否成功和穿刺针是否已进入左心房，同时描记压力曲线。确认穿刺成功后置入左心房导丝，沿左心房导丝置入 Inoue 二尖瓣扩张球囊导管（26 mm）。超声引导下调整球囊导管方向使其头端通过二尖瓣环进入左心室。在超声引导下调整球囊位置，使球囊位于二尖瓣口，固定球囊导管快速充盈球囊扩张二尖瓣。以 26 mm 二尖瓣扩张球囊扩张二尖瓣三次。扩张满意后，退出导管、导丝及动脉鞘，压迫止血，绷带包扎。

治疗效果：左心房直径从 47 mm 减少到 40 mm；左心房平均压从 19 mmHg 减少到 10 mmHg。左房室瓣跨瓣压差从 15 mmHg 减少到 8 mmHg。术后肺动脉平均压恢复至 40 mmHg。二尖瓣口面积从术前的 0.7 cm^2 增加至 1.8 cm^2，二尖瓣区舒张期隆隆样杂音从中重度减为轻度，胸闷、心悸等症状缓解。手术持续时间 60 min，操作时间 35 min；术中出血量 20 ml，术后 2 天顺利出院。术后随访 3 个月，患者无并发症发生。

↑扫描收看视频 12-2 ↑

参考文献

［1］Silversides CK，Colman JM，Sermer M，et al. Cardiac risk in pregnant women with rheumatic mitral stenosis. Am J Cardiol，2003，91：1382-1385.

［2］Chmielak Z，Klopotowski M，Kruk M，et al. Repeat percutaneous mitral balloon valvuloplasty for patients with mitral valve restenosis.Catheter Cardiovasc Interv，2010，76（7）：986-992.

［3］Gupta A，Lokhandwala YY，Satoskar PR，et al. Balloon mitral valvotomy in pregnancy：maternal and fetal outcomes. J Am Coll Surg，1998，187（4）：409-415.

［4］Baysson H，Rehel JL，Boudjemline Y，et al. Risk of cancer associated with cardiac catheterization procedures during childhood：a cohort study in France. BMC Public Health，2013，13：26.

［5］Elkayam U，Bitar F. Valvular heart disease and pregnancy. Am Coll Cardiol，2005，

46：223-229.

［6］Meinel FG，Nance JWJr，Harris BS，et a1. Radiation risks from cardiovascular imaging tests. Circulation，2014，130（5）：442-445.

［7］潘湘斌，逄坤静，胡盛寿，等．经食管超声心动图引导下介入治疗房间隔缺损幼儿的有效性和安全性．中华心血管病杂志，2013，41（9）：744-746.

［8］王浩，刘延玲，熊鉴然．多普勒超声心动图引导二尖瓣狭窄球囊扩张的研究．中华超声影像学杂志，2001，10（11）：648-650.

第十三章

单纯超声引导经股静脉介入封堵左心耳

血栓栓塞是心房颤动（简称房颤）的严重并发症，左心耳（LAA）是房颤患者血栓栓塞起源的重要部位。60% 的风湿性心脏病房颤患者的心源性血栓来自左心耳，非瓣膜病房颤患者中 90% 以上血栓形成于左心耳。口服抗凝药物一直是房颤患者预防血栓栓塞的主要方法，在临床实践中，口服抗凝药物存在服用依从性差、潜在出血风险和需要终身服用等弊端。经皮左心耳封堵术具有操作简单、安全可靠、术后无需长期抗凝等优点，正成为房颤患者预防血栓栓塞的新选择。

一、解剖特点

成熟的左心耳是一个左心房旁手指样结构，其与心房相连处很容易通过左心耳开口辨别。左心耳大小、形状及左心耳与左心房的连接关系都存在较大的变异性，影响临床手术治疗。左心耳位于左心室上方，肺动脉及升主动脉左侧，左上肺静脉和二尖瓣环之间，多呈狭长、弯曲的管状盲端，形态变异较大，容积为 0.77 ～ 19.20 ml，长 16 ～ 51 mm，开口直径最小 5 ～ 27 mm，最大 10 ～ 40 mm，70% 的左心耳主轴明显弯曲或呈螺旋状。与发育成熟的左心房不同，左心耳内壁附有丰富的梳状肌及肌小梁，97% 的梳状肌直径大于 1 mm；耳缘有锯齿状切迹，呈分叶状，80% 具有多个分叶。左心耳接受回旋支或右冠状动脉房室结支血液供应，受交感神经和迷走神经纤维支配。左心耳解剖形态一般分为四种：即"仙人掌"形、"鸡翅"形、"风向袋"形、"菜花"形。"鸡翅"形左心耳的患者卒中风险最低；"菜花"形的卒中发生率最高。

二、病理生理

窦性心律时，左心耳因具有正常收缩能力很少有血栓的形成。病理状态下左心房压力增高，左心房及左心耳均通过增大内径及加强主动收缩来缓解左心房压力，保证左心室足够的血液充盈。随着左心房的增大，左心耳入口明显增宽，呈球形或半球形改变，且失去有效的规律收缩，左心耳壁的内向运动难以引起足够的左心耳排空；加之左心耳的盲端结构及其内的肌小梁凹凸不平，易使血流产生漩涡和流速减慢，导致血液淤积，血栓形成。房颤持续 48 h 即可形成左心房附壁血栓，左心耳是最常见的血栓附着部位。附壁血栓脱落可导致动脉栓塞，其中 90% 是脑动脉栓塞（缺血性脑卒中），10% 是外周动脉栓塞或者肠系膜动脉栓塞等。

三、适应证和禁忌证

（一）适应证

根据 2011 年 ACC/AHA 指南、2012 年欧洲 ESC 房颤管理指南及 2014 年欧洲心律协会（EHRA）/ 欧洲经皮心血管介入治疗学会（EAPCI）专家共识总结如下：①年龄大于18 岁，②房颤发生时间 > 3 个月，持续性房颤，或是长期持续性和永久性房颤（非瓣膜性房颤）；③ CHA2DS2-VASc 评分 ≥ 2 分（表 13-1）；④ HAS-BLED 评分 ≥ 3 分（表13-2）；⑤可长期服用氯吡格雷和阿司匹林；⑥有华法林应用禁忌证或无法长期服用华法林。

（二）禁忌证

左心房内径 > 65 mm，经食管超声心动图检查发现心内血栓和（或）左心耳充盈缺损；严重二尖瓣病变或心包积液 > 3 mm 者，预计生存期 < 1 年的患者，低脑卒中风险或低出血风险者；需华法林抗凝治疗的除房颤外其他疾病者；需要接受择期心外科手术者；目前虽无直接证据证实心功能低下为经皮左心耳封堵的不利因素，但对于左心室射血分数 < 35% 或心功能 Ⅳ 级且暂未纠正者，不建议行经皮左心耳封堵术；术前影像学检查证实左心耳结构不适宜手术者。

CHA2DS2-VASc 评分和 HAS-BLED 评分在指导房颤患者栓塞及出血风险评估中有重要的临床价值。CHA2DS2-VASc 评分是根据患者是否有近期心力衰竭、高血压、年龄 > 75 岁、糖尿病和血栓栓塞病史确定房颤患者的危险分层，CHA2DS2-VASc 评分 ≥ 2 的患者血栓栓塞危险因素较高，应接受抗凝治疗（表 13-1）。在抗凝治疗开始前应对房颤患者抗凝出血的风险进行评估，易引起出血的因素包括高血压、肝肾功能损害、卒中

表 13-1　非瓣膜病房颤卒中危险 CHA2DS2-VASc 评分

危险因素	积分 / 分
充血性心力衰竭 / 左心室功能障碍（C）	1
高血压（H）	1
年龄 ≥ 75 岁（A）	2
糖尿病（D）	1
卒中 /TIA/ 血栓栓塞病史（S）	2
血管疾病（V）	1
年龄 65 ～ 74 岁（A）	1
性别（女性）（Sc）	1
总积分	9

出血史、国际标准化比值易波动、老年、药物（如联用抗血小板或非甾体抗炎药）或嗜酒，HAS-BLED 评分有助于评价房颤患者抗凝的出血风险（表 13-2），评分 ≤ 2 分为出血低风险者，评分 ≥ 3 分时提示出血风险增高。

表 13-2　HAS-BLED 评分

临床特点	积分 / 分
高血压（H）	1
肝肾功能异常（各 1 分）（A）	1 或 2
卒中（S）	1
出血（B）	1
INR 值易波动（L）	1
老年（年龄 > 65 岁）（E）	1
药物或者嗜酒（各 1 分）（D）	1 或 2
最高分	9

四、术前检查

1. 详细的临床检查　包括房颤临床症状评定，其他心血管疾病及心功能评估、脑卒中及出血危险分层。

2. 常规实验室及影像学检查项目　胸片，心电图，超声心动图，血常规，肝、肾功能和血电解质，出、凝血时间和传染病指标等。检查目的为全面评价患者的心脏和其他脏器的功能，必要时根据病情增加相关项目，如心肌酶、肺功能检查、动态心电图等。

3. 术前经胸（TTE）和（或）经食管超声心动图（TEE）检查　重点观察以下内容：确认左心耳或左心房内无血栓；测量左心耳开口大小及深度；评估左心耳形态；必要时还需要 CT 检查明确解剖结构，以判断是否适合进行经皮左心耳封堵术。

4. 术前签署手术知情同意书　告知相关风险及可能并发症。

5. 术前补液治疗　使左心房充盈。

五、手术操作步骤

1. 器械准备　16 G 套管针、9 F 下肢动脉鞘、6 F MPA2 导管、cook 超硬导丝（260 cm）、71 cm 房间隔穿刺针及 8.5 F SL1 房间隔穿刺鞘、输送系统及左心耳封堵器（雅培公司 ACP、深圳先健科技有限公司 LAmbre™）、压力监测装置等。

2.操作方法 患者取仰卧位，常规全麻气管插管，在术前行 TEE 检查，测量左心耳开口大小及深度，距二尖瓣及左下肺静脉距离，选择封堵器及其相适应的输送系统。选择封堵器直径比左心耳开口直径大 3 ～ 8 mm。穿侧右侧股静脉，置入 9 F 动脉鞘，经动脉鞘送入多功能导管及导丝，在超声引导下将导管送入右心房后，保留导丝于右心房内，退出 MPA2 导管，并标记其曾经插入体内的距离，沿导丝送入 SL1 房间隔穿刺鞘管，推送导管通过下腔静脉进入右心房，其插入体内的深度与 MPA2 导管曾经插入的深度一致，退出导丝，经穿刺鞘置入穿刺针，轻轻旋转穿刺鞘，使其顶在房间隔上，超声可见房间隔局部呈帐篷状突起，在超声双房切面及短轴切面引导下调整穿刺点，将穿刺鞘定位于房间隔后下部，即双房切面显示帐篷状突起靠近下腔静脉，短轴切面显示帐篷状突起远离主动脉。将穿刺针穿过房间隔后，将穿刺鞘管置入左心房，退出针芯，可以注射生理盐水观察左心房内是否出现泡状光点，确认穿刺成功。确认心包没有新发积液后，给予肝素 80 ～ 100 U/kg 抗凝。沿穿刺鞘管插入左心房导丝，退出穿刺鞘管并标测插入深度，将封堵器输送系统沿导丝送入左心房，其插入深度与穿刺鞘管曾经插入的深度一致，退出导丝及内芯，将输送鞘留置于左心房内。沿输送鞘管送入左心耳封堵器，将封堵器第一伞盘部分伸出输送鞘管，在超声引导下调整输送系统方向推送其进入左心耳，在经食管超声监测下调整插入深度并进行封堵；亦可先经输送鞘管送入猪尾导管，在超声引导下，将猪尾导管送入左心耳底部，沿猪尾导管将输送鞘管推送入左心耳内，将猪尾导管退出左心耳，沿输送鞘管送入封堵器，封堵器到达输送鞘管顶部后，固定推送杆，后撤输送鞘管即可完成封堵。封堵器完全释放后进行推拉试验验证其稳定性，应用经食管超声检测有无残余漏，二尖瓣有无反流，左下肺静脉血流是否通畅，心包有无积液，确认封堵器形态、位置良好后逆时针旋转推送杆释放封堵器，如果患者合并房间隔缺损，可以不穿刺房间隔直接将输送系统送入左心房，在完成左心耳封堵后沿输送鞘送入房间隔缺损封堵器，在超声引导下封堵房间隔缺损。必须强调如果房间隔缺损在主动脉侧没有边，输送鞘管往往不能很好地进入左心耳内，同轴性差，此时应该重新在房间隔后下方穿刺后封堵左心耳。应用经食管超声再次确认封堵器释放后位置及形态良好后撤出输送系统，加压包扎股静脉穿刺点（图 13-1 和图 13-2）。

六、术后处理

术后穿刺处压迫 4 h，常规卧床休息 12 h，心电监测血压 24 h，注意观察患者的生命体征，主要包括心率、心律、血压、血氧饱和度等，及时掌握病情变化。并注意观察穿刺部位是否有血肿及足背动脉搏动情况，防止压迫穿刺点造成下肢缺血。术后 24 h 使用肝素或低分子肝素抗凝，术后第二日开始口服阿司匹林 100 mg/d 及波立维 75 mg/d 抗凝 6 个月，6 个月后复查经食管超声。经静脉预防性应用抗生素 1 ～ 2 天，所有患者于术后 24 h 内复查超声心动图、心电图及 X 线胸片，在术后 1、3、6、12 个月及以后的每年进行随访。

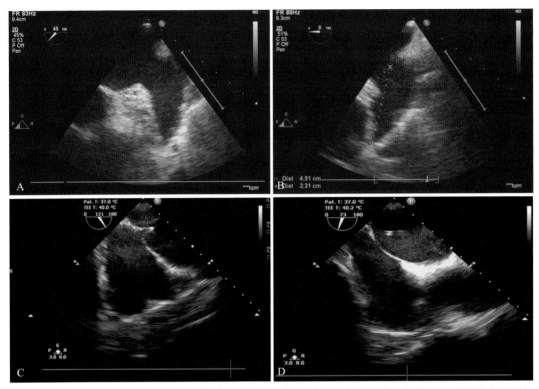

图 13-1 经食管超声引导下左心耳封堵过程。**A**.经食管超声下的左心房及左心耳；**B**.测量左心耳开口大小及深度；**C**.房间隔穿刺；**D**.房间隔穿刺鞘进入左心房

七、术后并发症及处理

1.心包积液 最常出现的并发症之一。由于左心耳属于左心房发育的残余附件，其厚薄不均，薄的地方极其容易破损。在手术中的封堵器、导丝导管操作以及房间隔穿刺等均有可能造成左心耳破损，导致心包积液，当心包积液过多时，则可能导致心脏压塞。少量心包积液可以观察生命体征，稳定者可以继续行左心耳封堵；中到大量心包积液会导致心脏压塞，需要立即行心包穿刺引流处理，积极处理心包积液无明显减少者须急诊行外科手术治疗。

2.封堵器脱落 平均发生率为 4%。封堵器如果脱落，将很容易导致严重的并发症，甚至出现猝死现象，因此防止封堵器脱落十分重要。选用合适大小的封堵器以及正确的封堵器置入位置是十分重要的，封堵器释放后还需再次检查，通过推拉试验确认封堵器的稳定性。一旦发生封堵器脱落的情况，需及时进行开胸手术将其取出。

3.残余漏 由于封堵器装置为圆形，而左心耳开口通常为椭圆形，因此理论上存在残余漏的可能性。可通过彩色多普勒信号来评估残余漏的量：分为极大量（多束或自由进出的左心耳的血流）；大量（＞3 mm 血流束）；中量（1～3 mm 血流束）；少量（＜1 mm 血流束）；无残余漏（无血流束）。大约 5% 会发生残余漏，而且多数为小

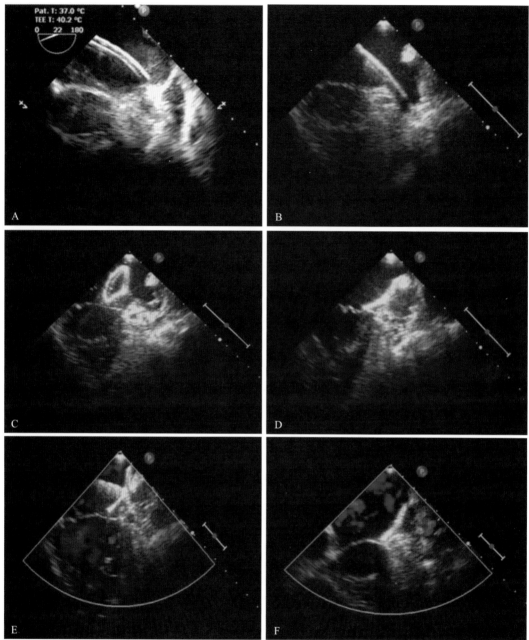

图 13-2 经食管超声引导下左心耳封堵过程。**A.** 封堵器输送鞘进入左心房；**B.** 左心耳封堵器第一个伞盘释放；**C.** 左心耳封堵器第二个伞盘部分释放；**D.** 左心耳封堵器释放；**E.** 多普勒检查提示无残余漏；**F.** 封堵器完全释放

残余漏，其影响可以忽略不计。

4. 其他并发症

（1）食管黏膜损伤：造成食管黏膜损伤主要是由于超声心动图的操作不规范而引起的。要想有效地对此进行预防，就需要在手术前准确调整好设备的位置，并检查探头上

是否有异物、润滑剂是否足够、检查后的探头上是否有血丝，同时仔细留意操作动作是否轻柔，以免发生医源性损伤。

（2）空气栓塞：在实施经皮左心耳封堵术的操作过程中，大部分为心房内操作，很有可能引发空气栓塞以及血栓的形成，发生围术期卒中。因此，操作过程中需严格进行排气，以免气泡进入心房，并在手术过程中严格观察患者的情况，在鞘管内充满肝素盐水，并选用合适大小的封堵器，在推送封堵器时将输送系统末端没在水面下，避免推送造成的负压，避免空气栓塞。

（3）残留房间隔分流：房间隔穿刺处残余分流，发生率较低，分流量多不大，60%的患者术后可以愈合。

八、技术优势

超声在评估心脏结构和血流动力学方面较放射线有明显优势。在经食管超声引导下可以清晰显示心脏结构，测量左心耳在心脏运动及正常充盈状态下的直径；在房间隔穿刺过程中可准确定位穿刺点，位于房间隔后下部的穿刺点有助于输送鞘管以较小的角度进入左心耳，超声定位还能避免损伤主动脉及其他重要结构；在封堵器释放过程中，超声可实时准确判断封堵器位置、形态，避免封堵器放置过深或过浅，避免封堵器遮挡二尖瓣或肺静脉。当然由于超声切面式的探查方式，术中对于导管导丝头端位置的判断需反复进行多平面扫描，对超声医师及手术医师的操作及配合度要求较高。经胸超声对左心耳的探测有限，即使传统放射线引导的方式下也是采用经食管超声配合，但是并不意味着经胸超声不能引导经皮左心耳封堵术，对于声窗清晰的患者，可以用经胸超声进行引导。

九、病例演示

病例1 患者，女，73 岁（视频 13-1）

主诉：心悸、胸闷 2 年

现病史：发现脉律不齐 2 年，心电图多次记录到房颤，曾经发生脑卒中，偶尔服用华法林治疗。体温：36.3℃，脉搏：85 次 / 分，呼吸：16 次 / 分，血压：165/100 mmHg。入院诊断：①持续性心房颤动；②原发性高血压；③慢性肾衰竭；④陈旧性脑梗死；⑤多动脉粥样硬化伴斑块形成；⑥慢性胃炎。CHA2DS2-VASc 评分 5 分。药物：氨氯地平 5 mg 每日 2 次，美托洛尔（倍他乐克）47.5 mg 每日 1 次，阿托伐他汀 20 mg 每日 1 次。术前 TEE 检测：没有发现左心房及左心耳内有血栓征象，适合左心耳封堵治疗。由于患者肾功能不全，为避免造影剂对肾功能的影响，决定行单纯超声引导经皮左心耳封堵术。

方法：患者取仰卧位，全身麻醉，气管插管。术前再次行经食管超声心动图检查，测量左心耳开口及深度，开口大小为 23 mm×30 mm。穿刺右侧股静脉，置入 9 F 下肢动脉鞘，经动脉鞘送入多功能导管及导丝。在超声引导下操纵房间隔穿刺鞘及穿刺针使其尖端顶在房间隔后下部。穿刺房间隔后将导丝置入左心房，将输送系统沿导丝送入左心房，退出导丝及内芯，将输送鞘留置于左心房内。沿输送鞘送入左心耳封堵器（LAmbre™），将封堵器第一伞盘部分伸出输送鞘管，在超声引导下调整输送系统方向使其进入左心耳，在经食管超声监测下调整插入深度并进行封堵，封堵器完全释放后进行推拉试验验证其稳定性，应用经食管超声检测有无残余漏，二尖瓣有无反流，左下肺静脉血流是否通畅，有无心包积液，确认封堵器形态、位置良好后逆时针旋转推送杆释放封堵器，退出导管、导丝及动脉鞘，压迫止血，绷带包扎。

治疗效果：彩色多普勒于 0°、45°、90° 未见明显残余分流，135° 见约 1 mm 残余分流；手术持续时间 1.0 h，术者操作时间约 30 min；术中出血量 20 ml，术后 2 天顺利出院，复查血肌酐无明显增加，尿量无明显减少。术后 45 天复查 TEE 提示封堵器位置良好，无明显残余分流，器械表面无血栓，双抗（阿司匹林＋氯吡格雷）至术后 6 个月停止抗凝。患者无并发症发生。

↑扫描收看视频 13-1 ↑

病例 2 患者，男，71 岁（视频 13-2）

主诉：活动后胸闷、气促 5 年

现病史：患者 5 年前开始出现活动后胸闷气促，心电图提示房颤。2 年前发生脑梗死，此后左侧肢体无力伴言语不清。查体：体温：36℃，脉搏：90 次 / 分，呼吸：18 次 / 分，血压：155/90 mmHg。入院诊断：①先天性心脏病，房间隔缺损（中央型），三尖瓣轻度关闭不全；②心律失常，持续性心房颤动；③高血压 3 级（极高危）；④陈旧性脑梗死，脑梗死后遗症。CHA2DS2-VASc 评分 4 分。药物：缬沙坦氨氯地平 80 mg 每日 1 次，美托洛尔 25 mg 每日 2 次，阿托伐他汀 20 mg 每日 1 次。术前 TEE 检测：房间隔缺损（中央型），各边缘良好，心房水平左向右分流，没有发现左心房及左心耳内有血栓征象，适合房间隔缺损封堵＋左心耳封堵治疗。拟行单纯超声引导下经皮房间隔缺损封堵＋左心耳封堵术。

方法：患者取仰卧位，全身麻醉，气管插管。术前再次行经食管超声心动图检查，测量房间隔缺损大小为 26 mm，左心耳开口大小为 21 mm×29 mm。穿刺右侧股静脉，置入 9 F 下肢动脉鞘，经动脉鞘送入多功能导管及导丝。在超声引导下操纵房间隔穿刺鞘及穿刺针使其尖端顶在房间隔后下部。穿刺房间隔后将导丝置入左心房，将输送系统沿导丝送入左心房，退出导丝及内芯，将输送鞘留置于左心房内。沿输送鞘送入左心耳封堵器（LAmbre™），将封堵器第一伞盘部分伸出输送鞘管，在超声引导下调整输送系统方向使其进入左心耳，在经食管超声监测下调整插入深度并进行封堵，封堵器完全释放后进行推拉试验验证其稳定性，应用经食管超声检测有无残余漏，二尖瓣有无反流，左下肺静脉血流是否通畅，有无心包积液，确认封堵器形态、位置良好后逆时针旋转推送杆释放封堵器，退出输送鞘并置换成 14 F 长鞘，置入 36 mm ASD 封堵器于房间隔缺损处，应用经食管超声检查未见残余分流，无瓣膜反流，确认封堵器形态位置良好，退出导管、导丝及动脉鞘，压迫止血，绷带包扎。

治疗效果：彩色多普勒于 0°、45°、90° 未见明显残余分流，135° 见左心耳封堵器约 2 mm 残余分流，ASD 封堵器无残余分流；手术持续时间 65 min，术者操作时间约 35 min；术中出血量 30 ml，术后 2 天顺利出院，复查血肌酐无明显增加，尿量无明显减少。术后 45 天复查 TEE 提示封堵器位置良好、无明显残余分流、器械表面无血栓，双抗（阿司匹林＋氯吡格雷）至术后 6 个月停止抗凝。患者无并发症发生。

↑扫描收看视频 13-2 ↑

参考文献

［1］ Furberg，C.D. Prevalence of atrial fibrillation in elderly subjects（the CardiovascularHealth Study）. Am J Cardiol，1994，74（3）：236-241.

［2］ Wann，L.S. 2011 ACCF/AHA/HRS focused update on the management of patients with atrial fibrillation（update on dabigatran）：a report of the American College of Cardiology Foundation/American Heart Association Task Force on practice guidelines. J Am Coll Cardiol，2011，57（11）：1330-1337.

［3］ Blackshear J.L.，J.A. Odell. Appendage obliteration to reduce stroke in cardiac surgical patients with atrial fibrillation. Ann Thorac Surg，1996. 61（2）：755-759.

［4］ Ostermayer，S. Percutaneous closure of the left atrial appendage. J IntervCardiol，2003，16（6）：553-556.

［5］ Meier，B. EHRA/EAPCI expert consensus statement on catheter-based left atrial appendage occlusion. Europace，2014，16（10）：1397-1416.

［6］ Spivey，C.A. Stroke associated with discontinuation of warfarin therapy for atrial fibrillation. Curr Med Res Opin，2015，31（11）：2021-2029.

［7］ Holmes，D.R. Percutaneous closure of the left atrial appendage versus warfarin therapy for prevention of stroke in patients with atrial fibrillation：a randomised non-inferiority trial. Lancet，2009，374（9689）：534-542.

［8］ Reddy，V.Y. Percutaneous left atrial appendage closure for stroke prophyxis in patients with atrial fibrillation：2.3-Year Follow-up of the PROTECT AF（Watchman Left Atrial Appendage System for Embolic Protection in Patients with Atrial Fibriltion）Trial. Circulation，2013，127（6）：720-729.

［9］ Giugliano，R.P. Edoxaban versus warfarin in patients with atrial fibriltion. N Engl J Med，2013，369（22）：2093-2104.

第十四章

单纯超声引导经股动脉介入治疗主动脉弓缩窄

主动脉弓缩窄（coarctation of the aorta，CoA）是一种较为少见的先天性血管畸形，治疗主要为外科手术、球囊扩张及支架植入 3 种方式，首选治疗方式为外科手术，球囊扩张及支架植入术多用于治疗外科手术后再狭窄，由于经皮球囊扩张术治疗先天性弓发育不良型主动脉缩窄中远期效果不良，现在更多的临床实践中考虑直接行支架植入术。经典的球囊扩张及支架植入术均在放射线下完成，而超声引导下手术可以避免放射线及造影剂的使用，同时保护患者及医护人员，具有广阔的应用前景。

一、解剖特点

大多数主动脉弓缩窄的部位在主动脉峡部，按主动脉缩窄段与动脉韧带或动脉导管的解剖学关系，分为导管前型和导管后型。

1. 导管前型主动脉弓缩窄　此型较少见。缩窄段位于动脉韧带或动脉导管的近端，缩窄段可能较长，多数合并动脉导管未闭。重度导管前型主动脉弓缩窄患者在婴幼儿期如果得不到及时治疗，常因心力衰竭而死亡，因此，也称为婴儿型主动脉弓缩窄。

2. 导管后型主动脉弓缩窄　此型比较常见。主动脉弓缩窄段位于左锁骨下动脉起点处远端的峡部主动脉，缩窄段较短而局限，多数病例动脉导管已闭合。大多数患者可存活至成年期，缩窄近端以及远端动脉常出现不同程度扩张，且缩窄的近远端之间有丰富的侧支循环形成。

本章主要介绍导管后型主动脉弓缩窄。

二、病理生理

主动脉弓缩窄导致血流阻力增大，缩窄近端血压升高，缩窄远端血供减少，血压降低，常出现上肢血压明显高于下肢。缩窄近、远端主动脉之间在胎儿期即开始形成侧支循环，以增加远端动脉的血供。高血压以及侧支循环的形成，容易导致充血性心力衰竭、感染性心内膜炎、主动脉破裂、脑血管病变等。

三、适应证（图 14-1）

（1）主动脉缩窄外科手术后再狭窄，经导管测量的跨缩窄段收缩期压差＞ 20 mmHg，缩窄段形态适宜介入治疗者。

（2）主动脉缩窄外科手术后再狭窄，缩窄段形态适宜介入治疗，经导管测量的跨缩窄段收缩期压差＜ 20 mmHg，但伴有下列情况之一者：明显的侧支血管形成；单心室循环；左心收缩功能下降。

（3）存在外科手术禁忌的未经外科手术的主动脉缩窄患者。

（4）未经外科手术的局限性、隔膜型主动脉缩窄，经导管测压静态跨缩窄段收缩期压差＞ 20 mmHg。

四、手术方法

（一）术前准备

1.常规实验室及影像学检查项目 心脏 X 线片，心脏多层螺旋 CT（MDCT），心电图，超声心动图，血常规，肝、肾功能和血电解质，出、凝血时间和传染病指标等，尤其注意测量上下肢血压。检查目的为全面评价患者的心脏和其他脏器的功能，必要时根据病情增加相关项目，如心肌酶、肺功能检查、动态心电图等。心脏 MDCT 检查重点在于初步评估狭窄段情况，明确狭窄段总长及内径，狭窄处距离锁骨下动脉的距离，升主动脉内径，膈肌水平主动脉内径以指导术中支架及球囊的选择。术前签署手术知情同意书，告知相关风险及可能并发症。

2.介入器械的选择 介入器械常选用 CP 覆膜支架及 BIB 球囊，支架长短根据狭窄段长度进行选择，通常支架长度需超越狭窄段长度，目前现有 CP 支架尺寸为 2.2 cm、2.8 cm、3.4 cm、3.9 cm 及 4.5 cm；BIB 球囊直径选择与膈肌水平主动脉直径相同。手术可以使用经胸超声和（或）3D 血管内超声引导，为克服超声下导管导丝准确定

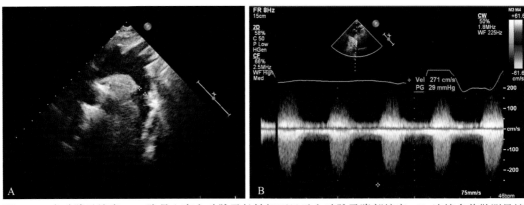

图 14-1 主动脉弓缩窄。**A**.胸骨上窝主动脉弓长轴切面显示主动脉弓降部缩窄；**B**.连续多普勒测量缩窄处压差约 29 mmHg（麻醉状态）

位难题，推荐使用专为超声引导设计的介入引导导丝，见图 4-1。该导丝具有纺锤形头部，便于超声下的准确定位。

（二）操作方法

（1）器械准备：16 G 套管针、6 F/11 F 下肢动脉鞘、6 F MPA2 导管、杭州德心介入引导导丝（260 cm）、BIB 球囊及 CP 支架，压力监测装置等。

（2）麻醉：患者取仰卧位，全麻，穿刺桡动脉及足背动脉测压。

（3）股动静脉穿刺：麻醉满意后，16 G 套管针穿刺右侧股动脉及左侧股静脉（需要进行血管内超声的患者穿刺左侧股静脉）。经右侧股动脉置入 6 F 下肢动脉鞘，经左侧股静脉置入 11 F 下肢动脉鞘。

（4）经左侧 11 F 下肢动脉鞘置入 3D 血管内超声探头，经 6 F 动脉鞘送入 6 F MPA2 导管及导丝，在经胸超声引导下将导管及导丝置入主动脉弓部，将血管内超声探头置入下腔静脉入右心房处，经胸超声及血管内超声同时对狭窄段进行定位，再次测量狭窄段直径及长度。注意血管内超声并不是必需的探测手段。

（5）在超声引导下，将超硬导丝通过主动脉缩窄段，进入升主动脉内，沿导丝送入 MPA2 导管，撤出超硬导丝，沿 MPA2 导管送入超声引导专用导丝，其头部膨胀为菱形，超声可以准确定位其位置。固定导丝，退出 MPA2 导管及 6 F 动脉鞘，置入 COOK 12 F 输送鞘，根据术前 MDCT 及术中超声测量结果选择相应的支架及球囊，将支架装载于球囊上，沿导丝将支架及球囊置入输送鞘，将球囊顶端紧贴导丝头端的膨大部分，在超声引导下通过膨大的导丝头端准确定位支架起始处，调整位置满意后先加压 BIB 球囊内球囊使支架部分展开，超声再次扫描确认支架位置，如果支架位置不良，可以少许推送球囊导管，调整支架位置，期间要确保内球囊始终处于膨胀状态，定位准确后，快速膨胀外球囊完全扩张支架。退出球囊及导丝，置入 MPA2 导管测量狭窄段远近端压力，如测压不满意可再次扩张，手术结束后加压包扎股静脉，以血管缝合器缝合股动脉穿刺点（见图 14-2）。

需要注意的是，使用普通超硬导丝亦可以完成治疗，但是在没有超声专用引导导丝定位的情况下，应该在术前准确测量狭窄段起始部到锁骨下动脉的距离，支架近端点到球囊导管顶点的距离，并在超声下仔细辨认支架近端点及球囊导管顶点，通过超声测量相应距离再次确认支架位置，定位准确后膨胀球囊扩张支架。

（三）术后处理

患者术后常规使用血管缝合器缝合穿刺口，卧床休息 12 h，心电监测血压，注意观察患者的生命体征，主要包括心率、心律、血压、血氧饱和度等，以便及时掌握病情变化。并注意观察穿刺部位是否有血肿及足背动脉搏动情况，防止压迫穿刺点造成下肢缺血。所有患者于术后 24 h 内复查超声心动图、心电图及 X 线胸片，在术后 1、3、6、12 个月以及以后的每隔 1 年进行 1 次超声心动图随访。

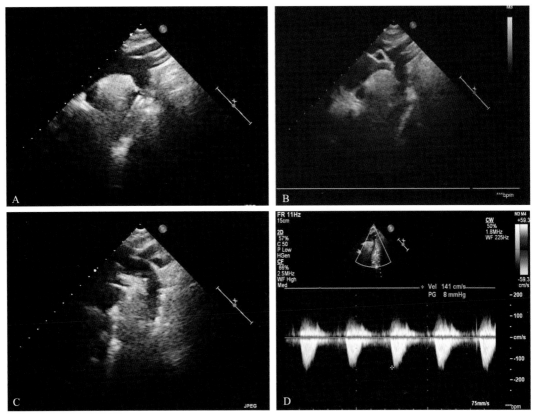

图 14-2 单纯经胸超声心动图引导主动脉弓缩窄支架植入术。**A**. 导管经股动脉到达缩窄处；**B**. 超声专用引导导丝通过狭窄处进入升主动脉，超声显示其纺锤形头部；**C**. 支架释放；**D**. 支架植入后即刻测量弓降部前向峰值压差约 8 mmHg

（四）疗效评价

支架安置后即可通过经胸及血管内超声观察支架形态及位置，导管测压即可明确压差变化。

五、术后并发症及处理

1. 股动脉血栓形成　可给予全身肝素化治疗或尿激酶溶栓，如经药物治疗无效，可应用经导管法或外科手术法取栓。

2. 主动脉夹层及动脉瘤形成　其发生率报道不一。术后即刻发生动脉瘤者较少，随访时间愈长，动脉瘤发生率愈高。

3. 主动脉破裂或穿孔　较少见，一旦发现导丝或导管已经偏离主动脉及弓部途径，应维持导管在原位，并抽吸导管内回血。如确定主动脉已穿孔，立即配血，密切监护呼吸及循环状态，行急诊开胸手术。

六、病例演示

病例 1 患者，女，17 岁，身高 164 cm，体重 56 kg（视频 14-1）

主诉：反复头晕 1 年，晕厥 1 次。

术前检查：心率 88 次 / 分，血氧饱和度 99%，四肢血压：左上肢 140/79 mmHg，左下肢 98/67 mmHg，右上肢 132/76 mmHg，右下肢 97/64 mmHg。超声显示：升主动脉内径 23 mm，弓部内径约 22 mm，主动脉弓峡部走行迂曲，最窄处内径 10 mm，狭窄远端降主动脉轻度扩张。主动脉峡部狭窄处流速约 4.1 m/s，峰值压差约 64 mmHg。CT 提示：主动脉弓峡部局限性褶曲、狭窄，最窄处 10 mm，以远主动脉局部狭窄后扩张，直径 25 mm，升主动脉中段直径 20 mm，同水平降主动脉下段直径 21 mm。诊断：先天性心脏病，主动脉弓缩窄。拟行超声引导下经皮主动脉弓缩窄支架植入术。

操作方法：患者取仰卧位，全身麻醉，气管插管。穿刺桡动脉及足背动脉测压，上肢动脉压 151/88 mmHg，左下肢动脉压 99/62 mmHg。16 G 套管针穿刺右侧股动脉，置入 6 F 下肢动脉鞘，经动脉鞘送入 6 F MPA2 导管及超硬导丝，在经胸超声引导下将超硬导丝通过主动脉缩窄段，进入升主动脉内，沿导丝送入 MPA2 导管，撤出超硬导丝，沿 MPA2 导管送入超声引导专用导丝，其头部膨胀为菱形，超声可以准确定位其位置。固定导丝，退出 MPA2 导管及 6 F 动脉鞘，置入 COOK 12 F 输送鞘。选择 20 mm BIB 球囊以及 3.9 cm CP 覆膜支架，将支架装载于球囊上，沿导丝将支架及球囊置入输送鞘，球囊顶端紧贴导丝头端的膨胀部分，在超声引导下通过膨大的导丝头端准确定位支架起始处，调整位置满意后依次扩张球囊内囊和外囊膨胀支架，再次测压，上肢动脉压 104/56 mmHg，下肢动脉压 92/49 mmHg。经胸超声提示支架位置及形态良好。撤除导管、导丝及动脉鞘，以血管缝合器缝合股动脉穿刺点。

↑扫描收看视频 14-1 ↑

治疗效果：患者头晕症状明显改善，超声提示降主动脉支架内血流通畅，流速 2.3 m/s。手术持续时间 60 min，操作时间 25 min；术中出血量 40 ml，术后 2 天顺利出院。术后随访 1 个月，患者无并发症发生。

病例 2 患者，女，25 岁，身高 152 cm，体重 47 kg（视频 14-2）

主诉：突发黑矇 3 月，晕倒 1 次。

术前检查：心率 80 次 / 分，血氧饱和度 99%，四肢血压：左上肢 157/82 mmHg，左下肢 96/64 mmHg，右上肢 148/78 mmHg，右下肢 98/66 mmHg。超声显示：主动脉弓降部最窄处内径 9 mm，狭窄远端降主动脉轻度扩张。主动脉峡部狭窄处流速约 4.5 m/s，峰值压差约 81 mmHg；动脉导管未闭约 3 mm。CT 提示：主动脉弓最细处位于左颈总与左锁骨下动脉之间，内径约 11.2 mm，左锁骨下动脉开口处直径约 15 mm，主动脉峡部管腔重度狭窄，最小直径约 4 mm，局部发出一直径约 3.5 mm 的长管状动脉导管与左肺动脉起始段相连，降主动脉近段狭窄后略扩张，直径约 15 mm；主肺动脉 24 mm，膈水平降主动脉 12 mm。诊断：先天性心脏病，主动脉弓缩窄，动脉导管未闭。拟行超声引导下经皮主动脉弓缩窄支架植入术。

操作方法：患者取仰卧位，全身麻醉，气管插管。穿刺桡动脉及足背动脉测压，上肢动脉压 162/94 mmHg，下肢动脉压 98/65 mmHg。16 G 套管针穿刺右侧股动脉，置入 6 F 下肢动脉鞘，经动脉鞘送入 6 F MPA2 导管及超硬导丝，在经胸超声引导下将超硬导丝通过主动脉缩窄段，进入升主动脉内，沿导丝送入 MPA2 导管，撤出超硬导丝，沿 MPA2 导管送入超声引导专用导丝，其头部膨胀为菱形，超声可以准确定位其位置。固定导丝，退出 MPA2 导管及 6 F 动脉鞘，置入 12 F 输送鞘，选择 12 mm BIB 球囊以及 3.4 cm CP 覆膜支架，将支架装载于球囊上，沿导丝将支架及球囊置入输送鞘，球囊顶端紧贴导丝头端的膨大部分，在超声引导下通过膨大的导丝头端准确定位支架起始处，调整位置满意后依次扩张球囊内囊和外囊膨胀支架，再次测压，左上肢动脉压 106/64 mmHg，左下肢动脉压 98/52 mmHg。经胸超声提示支架位置及形态良好，动脉导管被支架覆盖，动脉水平分流消失。撤除导管、导丝及动脉鞘，以血管缝合器缝合股动脉穿刺点。

治疗效果：患者黑矇症状明显改善，超声提示降主动脉支架内血流通畅，流速 2.1 m/s。手术持续时间 70 min，操作时间 30 min；术中出血量 30 ml，术后 2 天顺利出院。术后随访 1 个月，患者无并发症发生。

↑扫描收看视频 14-2 ↑

参考文献

［1］中国医师协会儿科医师分会先天性心脏病专家委员会. 儿童常见先天性心脏病介入治疗专家共识. 中华儿科杂志，2015，53（1）：17-24.

［2］Cowley C G，Orsmond G S，Feola P，et al. Long-Term，Randomized Comparison of Balloon Angioplasty and Surgery for Native Coarctation of the Aorta in Childhood. Circulation，2005，14（10）：56-56.

［3］Hamdan M A，Maheshwari S，Fahey J T，et al. Endovascular stents for coarctation of the aorta：initial results and intermediate-term follow-up. Journal of the American College of Cardiology，2001，38（5）：1518-1523.

［4］Fish C A. Coarctation of the aorta. Proceedings of the Royal Society of Medicine，1959，57（6）：681-683.

第十五章

超声引导经皮介入治疗术后管理

超声引导经皮介入治疗围术期的精细化治疗对于及早发现手术相关并发症及促进患者早日恢复至关重要，术后治疗重点包括心肺功能维护、抗凝治疗等方面，应及时发现并处理术后并发症，同时长期随访以客观评价治疗效果。

一、术后治疗重点

超声引导经皮介入治疗术后的治疗原则包括早期拔管、维护心肺功能，强调系统性规范化的管理治疗。

（一）保护封堵器

目的为避免封堵器移位或脱落等并发症。

（1）护理要点：患者术后早期应严格制动，四肢束缚，避免翻身、拍背等操作。

（2）处理对策：初醒时如不自主运动较为剧烈，则酌情给予小剂量少次镇静药物，同时监测心率、血压、静脉压等循环指标，避免循环状况剧烈波动。

（二）抗凝治疗

目的为避免与金属封堵器相关的血栓形成。

（1）抗凝方案：超声引导经皮介入治疗术后可以监测 ACT，当 ACT < 180 s，且循环稳定，则予低分子肝素 100 U/kg，每 12 h 共计两次皮下注射，或者予普通肝素注射液持续输注，剂量：2 mg/kg，24 h，配法：配到 24 ml 生理盐水中，输液速度：0.5 ～ 1 ml/h，输注时间维持至术后次日凌晨 6 点。第 2 次低分子肝素应用后 2 h 或者普通肝素持续泵入停止后 2 h，予阿司匹林口服，剂量为 3 ～ 5 mg/（kg·d），治疗 6 个月。

（2）监测指标：术后 ACT 宜维护至 200 s 以上，若 ACT > 300 s 可小剂量予鱼精蛋白中和，同时延迟肝素应用时机。

（三）心功能维护

尽管是介入治疗，封堵器放置的操作对心脏仍有一定程度的损伤。

（1）血管活性药物应用：封堵器放置不顺利、心内操作时间长、术前肺动脉高压明显或缺损较大的患者术后早期需短时间予小剂量多巴胺 [2 ～ 5 μg/（kg·min）]、米力农维护心功能，支持循环，改善肺顺应性，患者拔除气管插管后可正常进食后则积极撤消血管活性药物的应用。

（2）其他药物应用：可应用激素减轻心肌水肿，应用磷酸肌酸钠保护心肌治疗。

（四）呼吸道管理

目前超声引导经皮介入治疗的大部分患者无气管插管，若采用经食管超声引导，提倡术中早拔管策略，对于部分体重小、年龄小或者呼吸道发育障碍的患者术后应加强呼吸道管理。

（1）防治呼吸道感染：术后监测体温、血常规、炎性指标、胸片等，常规予抗生素预防感染 48 h，以防治呼吸道感染发生，术后患者出现呛咳反射、神志转清时则积极经气管插管吸肺深部痰液，吸痰时避免气道痉挛，根据患者唇色改变及 SPO_2 改变调整吸痰时间，如果痰液偏黄、量较多等可酌情增加吸痰次数，积极留取痰培养，以指导抗生素应用。

（2）拔管时机选择：超声引导经皮介入治疗术后患者拔管时机宜早，通常于术后3～5 h 拔管，充分吸痰、神志转清、循环稳定、血气结果满意、内环境稳定则可早期拔管，以避免呼吸机相关性肺炎。要点在于拔管过程中避免患者剧烈躁动，影响封堵器的稳定性。

（五）容量管理

患者术前禁食，术后早期出现血循环波动者，首先考虑容量亏欠，积极补充晶体及胶体，维持血管容量负荷，超声引导经皮介入治疗术后左向右分流减少，体循环负担增加，可能出现短暂性高血压，可适当应用利尿药物保持出入量负平衡。

二、术后并发症及处理

超声引导经皮介入治疗术后主要并发症包括封堵器移位或脱落、栓塞发生等，次要并发症主要为心律失常，严重者可能发生房室传导阻滞，其他并发症包括残余分流、溶血、心包积液、心脏压塞、心脏破裂、影响瓣膜运动、流出道梗阻。强调早期识别并发症的发生、及时处理，必要时行外科干预。

（一）早期识别

1.心律失常是超声引导经皮介入治疗术后最常见的并发症，且多见于膜周部室间隔缺损介入治疗后，与心肌水肿及传导束一过性因操作刺激受损相关。频繁发作的房性或室性早搏可能是封堵器脱落后刺激心脏的表现，应该予以高度重视。

2.封堵器选择型号或者操作不当可能造成术后残余分流、瓣膜反流、流出道梗阻，充分了解手术过程，与外科医生充分沟通术中情况，术后及时复查超声心动图可早期发现相关并发症。

3. 对房室间隔缺损较大、主动脉瓣下室间隔缺损等患者，术后早期封堵器牢固性尚不确切，容易发生封堵器脱落，导致心脏压塞、心脏破裂等，临床上当出现循环严重波动、心音改变、心电图动态改变、严重血尿、血红蛋白数值变化等，应早期警惕此类恶性事件发生可能，确诊方法为超声心动图。

4. 术后抗凝不足可能造成封堵器相关血栓形成，应及时复查凝血功能及超声心动图以明确诊断。

5. 强调术后听诊的作用，尤其要与术后早期听诊心音相对比，一旦发现明显杂音或杂音改变，应复查超声，以及早发现封堵器移位、脱落等并发症，为后续治疗赢得宝贵的时间。

（二）及时处理及外科干预

1. 超声引导经皮介入治疗术后出现心律不齐、房室传导阻滞者，应早用激素、心肌保护药物，多为一过性，治疗后可好转，如心动过缓或房室传导阻滞持续存在，则需安装起搏器。

2. 置入的封堵器影响瓣膜运动，仍有残余分流，导致右心室流出道受阻，术者应结合超声心动图情况尽早决定是否转为体外循环手术取出封堵器，行传统的修补手术。

3. 当循环波动剧烈，超声提示封堵器脱落、心脏压塞、心脏破裂等严重并发症，需积极行开胸取出封堵器，心脏压塞、心包破裂需开胸及时清除心包积液、修补心脏。

4. 出现心脏血栓时可加强抗凝治疗强度、时间，结合超声心动图表现判断治疗效果，必要时开胸清除血栓。

三、术后随访

为评价超声引导下经皮介入治疗术后中、远期疗效，推荐患者术后 1、3、6、12 个月及每年门诊随访，行超声心动图、心电图等评价术后转归。

四、总结

超声引导经皮介入治疗围术期的手术策略精确抉择、术后临床精细化治疗，特别是及时处理手术相关并发症应有机结合，以实现围术期治疗该类患者的无缝衔接及多科室良性合作。